伤寒论趣读

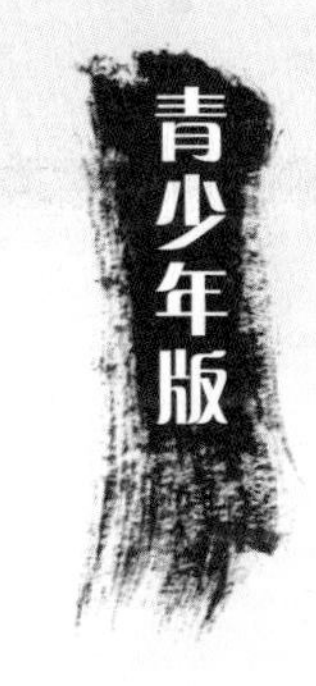

中医药文化启蒙教育系列教材

主　审　毛春燕

主　编　王凤丽

副主编　寇　宁　欧阳斌

编　委　（以姓氏笔画为序）

王一强　王允娜　牛彦辉

刘　轩　杨　频　高　博

全国百佳图书出版单位

中国中医药出版社

·北　京·

图书在版编目（CIP）数据

伤寒论趣读：青少年版 / 王凤丽主编 .—北京：
中国中医药出版社，2021.8
中医药文化启蒙教育系列教材
ISBN 978-7-5132-6979-7

Ⅰ .①伤… Ⅱ .①王… Ⅲ .①《伤寒论》—青少年读
物Ⅳ .① R222.2-49

中国版本图书馆 CIP 数据核字（2021）第 092382 号

中国中医药出版社出版
北京经济技术开发区科创十三街 31 号院二区 8 号楼
邮政编码　100176
传真　010-64405721
河北品睿印刷有限公司印刷
各地新华书店经销

开本 710×1000　1/16　印张 8.5　字数 137 千字
2021 年 8 月第 1 版　2021 年 8 月第 1 次印刷
书号　ISBN 978 – 7 – 5132 – 6979 – 7

定价　59.00 元
网址　www.cptcm.com

服务热线　010-64405720
购书热线　010-89535836
维权打假　010-64405753

微信服务号　zgzyycbs
微商城网址　https://kdt.im/LIdUGr
官方微博　http://e.weibo.com/cptcm
天猫旗舰店网址　https://zgzyycbs.tmall.com

如有印装质量问题请与本社出版部联系（010-64405510）

序

甘肃省是“中华医学之祖”岐伯、“针灸鼻祖”皇甫谧的故里，敦煌医学和武威汉代医简蜚声中外。甘肃省中药材资源丰富，当归、黄芪、党参、大黄、甘草等品种著称全国，全省中药材种植面积居全国第一位。多年来，甘肃省根据经济欠发达和中医药资源丰富的省情，大力发展中医药，出台了一系列扶持和促进中医药发展的政策和措施，积极开展“西学中”，在综合医院拓展中医药服务，在社区和乡村推广普及中医药，让百姓在家门口就能看上中医，且享受到中医药花费少，甚至全额报销的优惠政策，让农民不再“望医兴叹”。

随着甘肃省中医药事业的全面发展，中小学开展了“中医药文化启蒙教育综合实践活动”。《中医药文化启蒙教育系列教材》就是“中医药文化启蒙教育综合实践活动”的配套教材。它集中展示了中医药悠久的历史、科学的理论、独特的方法和良好的疗效，让少年儿童及大众通过“读故事、背歌诀、猜谜语、看标本、学知识、写作文”等形式，了解中医药在维护人民健康、弘扬优秀传统文化等方面的重要地位和作用，使其了解中医、认识中医、热爱中医，为中医药发展、弘扬民族文化营造良好的社会环境。

本系列教材有《中医中药少儿读本》《中医名医少儿读本》《中药汤头歌诀少儿读本》等少儿读本，以及适合于大众的《黄帝内经简明读本》和《伤寒论趣读·青少年版》。该系列教材主题鲜明突出，插图精致优美，内容深入浅出，趣味性强，寓教于乐，是一套精美生动的科普读物。希望本系列教材有助于丰富大众的健康知识体系，让他们在了解中医、认识中医的过程中收获乐趣。

政协甘肃省委员会提案委员会主任
中华中医药学会副会长 刘维忠

2019年5月15日

前　言

《伤寒论》是东汉末年我国著名医学家张仲景所著的一部阐述各种外感疾病辨证论治且在中医药学术发展史上具有辉煌成就与重要价值的一部经典著作。它在继承《黄帝内经》《难经》等中医经典理论著作的基础上，系统地揭示了外感热病的诊治规律，发展完善了六经辨证的理论体系，从而奠定了中医临床医学的基础，是继《黄帝内经》之后又一部具有影响的医学典籍。

传统需要珍视，经典需要回归。根据《中医药发展战略规划纲要（2016—2030年）》的相关精神，我们编写了《中医药文化启蒙教育系列教材——伤寒论趣读·青少年版》，图文并茂地展示了《伤寒论》所阐述的外感疾病的辨证纲领、治疗方法及中医临床辨证、治疗的一般规律，将趣味性、知识性融于一体，在潜移默化中帮助大众了解中医、认识中医、热爱中医，运用中医。

本读本以六经（太阳、阳明、少阳、太阴、少阴、厥阴）为主线，介绍了外感热病和六经病分别对应的疾病初期、极盛期、亚盛期、轻浅期、衰竭期和终末期；选编《伤寒论》的原文，配有准确的译文和详尽的解读，并引入中医药知识的小贴士和经方组成的中药图，变复杂为简单，化抽象为具体，用现代的方式将《伤寒论》展现在读者面前。

本读本图文并茂，形式活泼，寓教于乐。

在编写过程中，我们查阅了大量的文献资料，并广泛征求中医药专家的意见，几易其稿，逐步地完善了相关内容及形式。

为了探寻中医药文化启蒙教育教材的特色，我们在编写思路、内容和形式上进行了一定的改革与创新。限于学识，不足之处敬请专家、同行及读者提出，以便再版时修订提高。

王凤丽

2021年5月10日

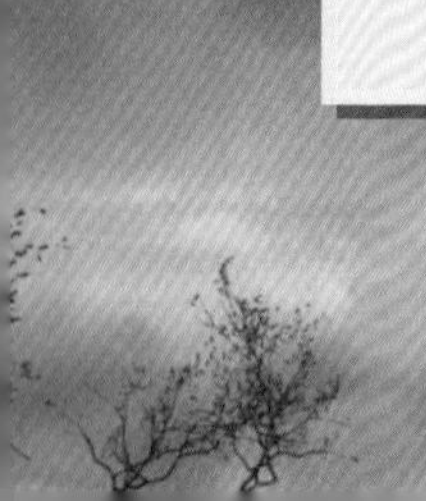

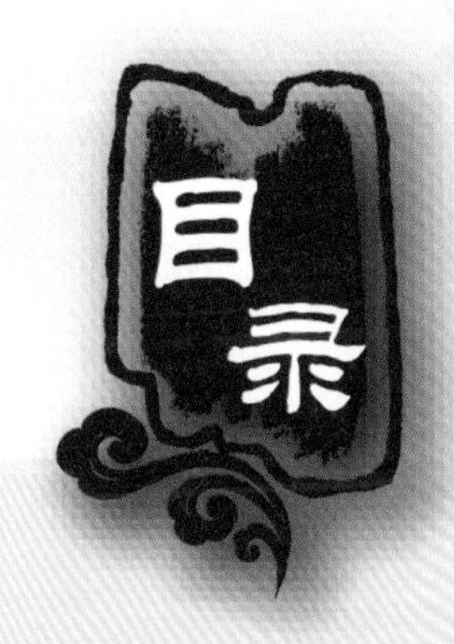

张仲景《伤寒论》

目录

读原文　学经方

太阳病篇

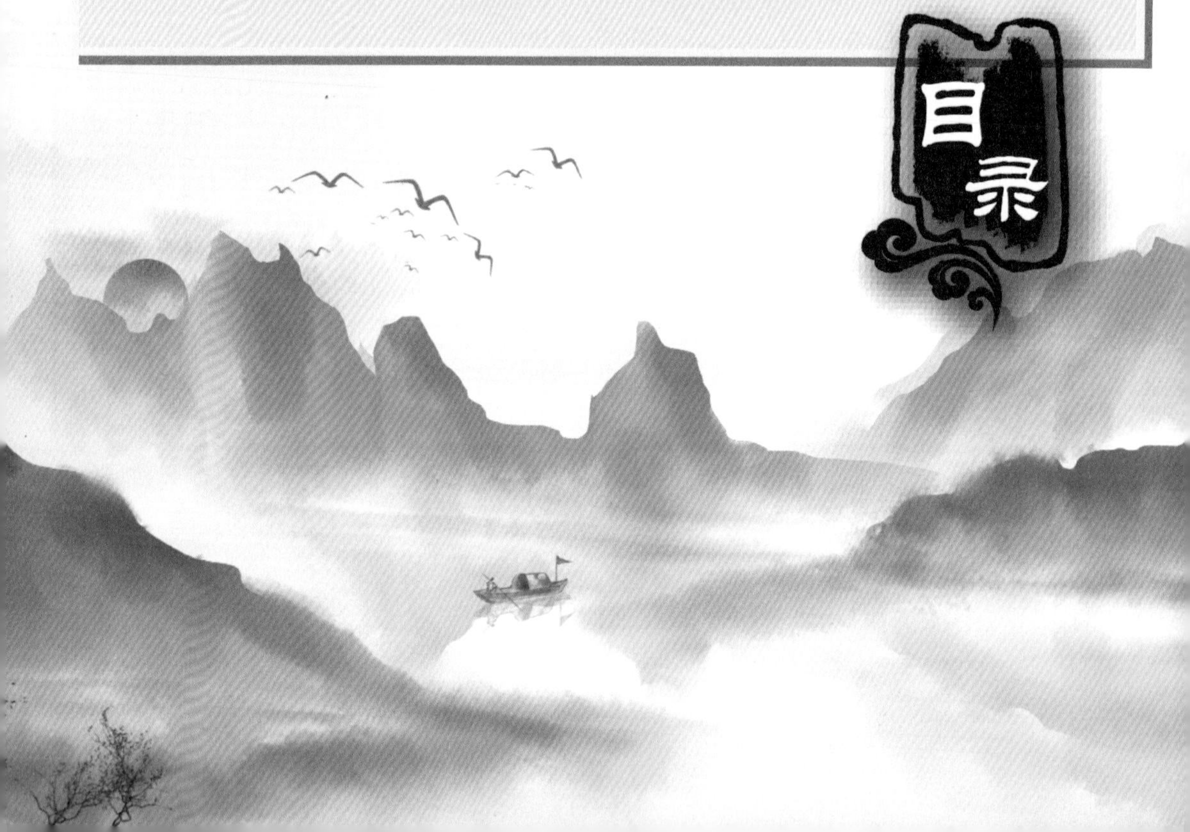

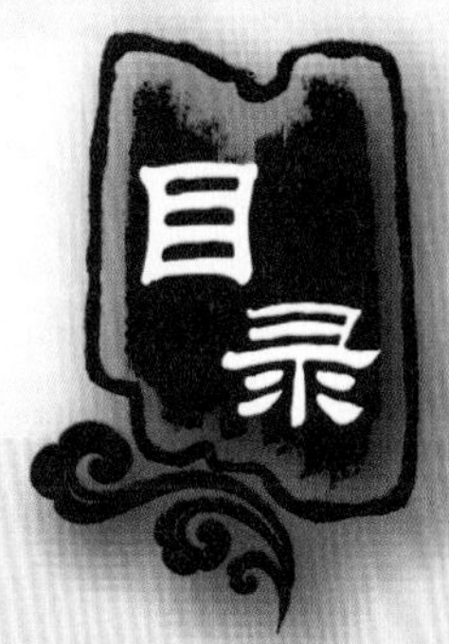
目录

目录

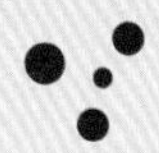

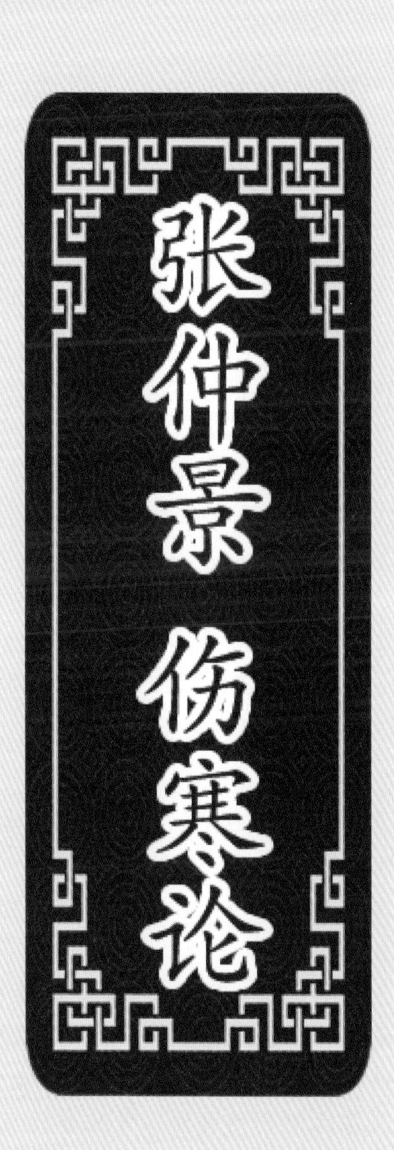
张仲景
伤寒论

《伤寒论》作者——“医圣”张仲景

张仲景名机，字仲景，东汉南阳人（今河南南阳地区），生卒年大约在公元150~219年，其生活的年代为东汉末年。他多年行医并积累了丰富的临床经验，医术精湛，是我国中医临床医学的奠基人，被后世尊称为“医圣”。

张仲景10岁时，拜同郡医生张伯祖为师，学习医术。张伯祖当时是一位名医，医术高超，很受百姓尊重。张仲景学医非常用心，无论是外出诊病、抄方抓药，还是上山采药，从不怕苦不怕累，而张伯祖也将自己毕生的行医经验毫无保留地传给了张仲景。他跟随师傅学习，博览医书，学习众多医家的临床经验，很快便成了一个在老百姓中非常有名气的医生，甚至“青出于蓝而胜于蓝”，超过了他的老师。

张仲景生活的时代正是天下大乱的东汉末年，黄巾军起义、三国鼎立，战争没有一天停歇，并且自然灾害不断，疫病长期流行，当时的百姓“不死于兵，即死于病”。在《伤寒卒病论集》（原序）中张仲景曾提到家族中有许多亲人因病亡故，百姓生活悲惨，于是张仲景在学习《内经》《难经》等经典医著的基础上，结合自己的临床实践，写成《伤寒杂病论》，希望自己的医术能够帮助更多的人，挽救更多的生命。

故事

仲景雨夜救患者，高尚医德传后世

一个深秋的夜晚，大雨滂沱，屋外电闪雷鸣。这时有人叩张仲景家的门，一位老人湿淋淋地站在门外，对仲景说：“张先生，我儿子突然昏迷，不省人事，劳烦您救他一命。”

仲景没有犹豫，拿起蓑衣就要出门，这时仲景的弟子拦下师傅，说是雨太大，等雨小些再去。仲景只道救人要紧，并没有顾忌就冲进瓢泼大雨之中，弟子也跟着师傅去了患者家中。仲景在检查患者的情况后，给患者开好了处方并传授其家人熬药的方法，并配合针灸、按摩对其进行治疗。过了一会儿，患者苏醒过来，患者的家人都对张仲景感激涕零。仲景对弟子们说：“如果有患者求诊于深夜、雨雪天气，那就说明患者危在旦夕，若不能有求必应，不畏艰苦地救人于危难，又何谓济世救人呢？”从此，仲景的弟子们凡是遇到急诊患者从来不推诿拖延，都是及时应诊。

《伤寒论》成书

《伤寒论》是东汉末年伟大医学家张仲景所著，是一部中医理论与临床实践相结合的医学著作，其中大部分内容是讲疾病的证候、辨证、治法和方药，是中国医学史上现存最早的一部完整系统的临床医学著作。这是继《黄帝内经》之后，又一部具有影响的医学典籍。

张仲景原本写的书叫《伤寒杂病论》，成书于东汉末年。这个时代正是东汉王朝灭亡、三国格局形成的年代，政局动荡，战乱频繁，民不聊生，疫病频发。南阳地区也接连发生瘟疫大流行，张仲景的家族原本有二百余人，自建安初年以来，在不到十年的时间里，有三分之二的人因患疫病死亡，其中死于伤寒者竟占十分之七，这在张仲景《伤寒卒病论集》(原序)有详细论述："余宗族素多，向余二百，建安纪年以来，犹未十稔，其死亡者，三分有二，伤寒十居其七。"面对肆虐的瘟疫，张仲景潜心研究伤寒病的诊治方法，并且还去各地行医游历，将自己的研究付诸实践。经过数十年的努力，继承《素问》《九卷》《八十一难》《阴阳大论》《胎胪药录》等医书的精华，加上自己对脉象和证候的辨析认识，终于写成《伤寒杂病论》这部不朽之作，后世称其为"方书之祖"，称该书所列方剂为"经方"。这本书共十六卷，虽然书中的内容不能包治所有疾病，但是可以让我们根据患者的临床表现就能够判断疾病的起因。

由于连年战乱，《伤寒杂病论》很难保全，以致原书散失。然而，张仲景的医术却为后世医家所敬仰，其所著的《伤寒杂病论》被众多医家争相传抄。到了晋朝，太医令王叔和重新整理编辑张仲景遗书，后又经北宋林亿等人整理校对成为《伤寒论》和《金匮要略》，仲景之学才得以保存下来。《伤寒论》主要记载伤寒病，《金匮要略》则记载内科杂病等内容。

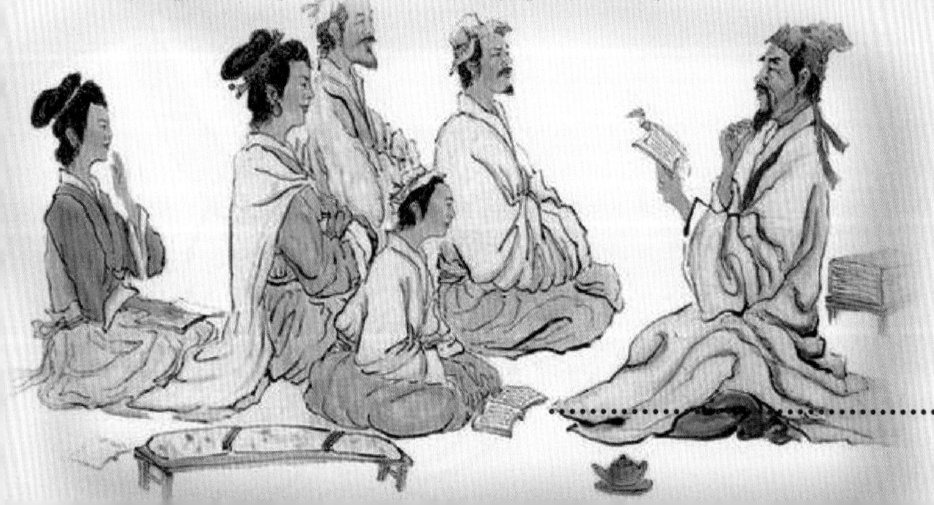

故事

仁心仁术，写成医书济天下

仲景晚年经常与弟子们讨论医术问题。杜操、卫汎是仲景非常喜爱的弟子，一直跟随仲景学习医术。

杜操刚刚开始学习医术，就问师父：“师父常说诊病要仔细，那如何把握诊疗的先后顺序呢？”卫汎学习医术的时间比杜操长，于是争着回答：“在给患者诊断病情时，我看到师傅的顺序是这样的，先检查患者的身体，观察患者的气色，听听患者的声音，然后问患者的感觉与不适，再检查患者的脉象舌苔，从这些检查中，可以得到很多的讯息，再分析诊断患者的病情，从中总结出疾病的性质是属于阴阳、表里、虚实、寒热中的哪种，然后根据具体情况进行治疗。我说的对吗，师父？”仲景笑着点点头。杜操听完卫汎的解释后说：“师父，现今的世道庸医甚众，都借着战乱谋取名利，不顾百姓的死活，对医理不求甚解，面对疫病流行也束手无策。而一些想学习医术的人不是投师无门，就是无本可依。师父，您的临床经验那么丰富，为什么不记录下来，让您的医术流传出去，让愿意学习医术的人们有法可依，挽救许多人的性命呢？”杜操的话深深触动了仲景的内心，他回忆起以往救人无数的情景，回忆起在长沙公堂上找他医病的患者的一双双渴望的眼睛。他的族人们大多死于疫病，但是也有误于庸医、巫婆之手的，每每想到此事，他无比痛心。“是啊，是该写一本医书以正于同道，就可以救治更多的百姓脱离病痛。”仲景自言自语道。

从此之后，仲景书房的灯火常常彻夜通明，他认真整理研习古代医学著作，汲取民间医疗经验，结合自己多年与疾病斗争的经验与体会，终于写成《伤寒杂病论》。

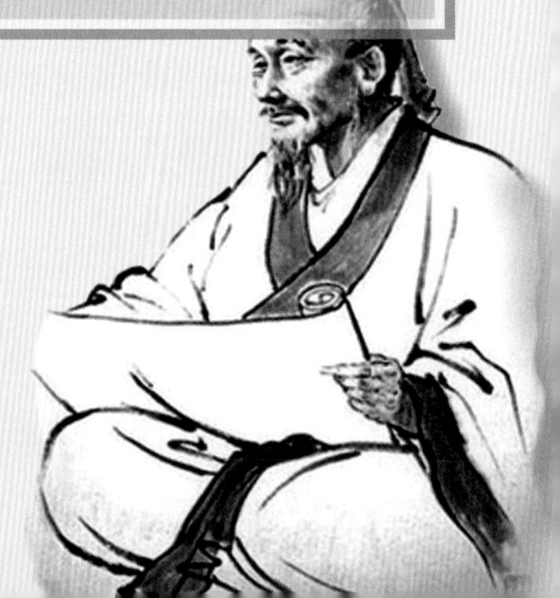

《伤寒论》书名的含义

《伤寒论》以伤寒命名，是以伤寒作为论述对象的专著。伤寒从字面来理解是指伤于寒，人被寒所伤，是寒冷的刺激达到了一定程度的结果。伤寒在《素问·热论》里有明确的定义，书中提到“今夫热病，皆伤寒之类也”。说明了伤寒的一个非常显著的特征那就是发热，可以理解为凡是具有发热特征的疾病都属于伤寒的范畴。到了《难经·五十八难》中有云：“伤寒有五，有中风、有伤寒、有湿温、有热病、有温病。”《难经》的这个定义说明具有发热特征的伤寒常见于五类疾病，就是中风、伤寒、湿温、热病、温病。

《难经》中谈到两个伤寒，故而伤寒的含义有广义和狭义之分。广义伤寒是各种外感热病的总称，也就是《素问·热论》中提到的伤寒。“寒”在古代还有“邪”的意思，“伤寒”就是指伤邪，邪可以是寒邪、湿温、热邪、温病等。狭义伤寒是指感受风寒，主要是寒邪，寒邪夹风邪侵犯人体。

《伤寒论》中有论述或涉及伤寒、中风、温病、风温、中暑等，所以全书所论属于广义伤寒，但从主要内容来看，又重在论述人体感受风寒之邪所发生的疾病及其并发症，因此又以论述狭义伤寒的辨证论治为主。

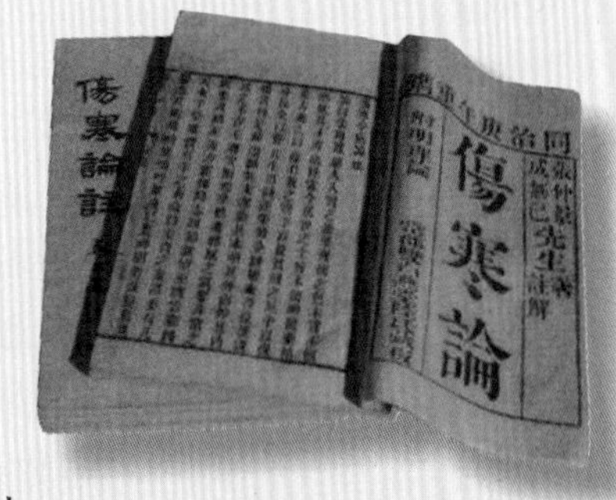

还需注意的是，《伤寒论》中的伤寒与西医学中的“伤寒”含义完全不同，不能混为一谈。西医学的“伤寒”是指由伤寒杆菌或副伤寒杆菌所引起的传染病。其临床表现为持续发热、全身中毒症状及消化道症状、肝脾大等。病名相同是由于西医传入中国时，对疾病翻译时借用了中医学“伤寒”一词，结果导致了词同义异的现象。

书名的最后一个字是“论”，在古代“论”是与“经”相对应的概念。“经”就是经典，往往代表某一门学问里最权威的东西，例如中医的经典著作《内经》。后世学者要对经典进行诠释和发挥，而这些著作就称为“论”。从《伤寒论》的书名中的“论”就知道它是诠释和发挥古代中医经典的著作。

贴士

“张长沙”和“坐堂”的来历

相传，张仲景曾经当过长沙太守，人称“张长沙”。此事并无正史可供参考，只在北宋林亿、孙奇、高保衡校定的《伤寒论序》中曾提到“南阳人，名机，仲景乃其字也。举孝廉，官至长沙太守……”此说法延续至今，因此医学界就把“长沙”作为仲景著作或者仲景其人的一种代称。如黄元御著《长沙药解》、陈修园等著《长沙方歌括》等，其中“长沙”皆代指仲景或仲景著作。

在民间老百姓都把医生看病称为“坐堂”，中医大夫看病的地方也常以“XX堂”为名，这“坐堂”可是有着一千多年的历史，与东汉名医张仲景有关。据传在张仲景任长沙太守期间，在每月的初一和十五，在官府的衙门坐堂但不处理政务，只为老百姓看病，时间一久就形成惯例，拯救了无数百姓的性命，受到人民的尊敬。从此之后，医生看病就被称为“坐堂”。

贴士

王叔和与《伤寒论》

晋朝时期，有位名叫王叔和的太医令在偶然的机会中见到了《伤寒杂病论》的断简残章，他读着这本断断续续的奇书，被其中精确详实的治病之法吸引，兴奋难耐，并利用自己太医令的身份，全力搜集了《伤寒杂病论》的各种抄本、遗卷，整理并重新编次，最终找全了关于伤寒的部分，从而加以整理，但是已非原书全貌，并且内容多为伤寒病的辨证论治，故命名为《伤寒论》，王叔和还将《伤寒论》的内容收入自己所著的《脉经》中。《伤寒论》在民间广为流传，并受到后世众多医家的推崇。

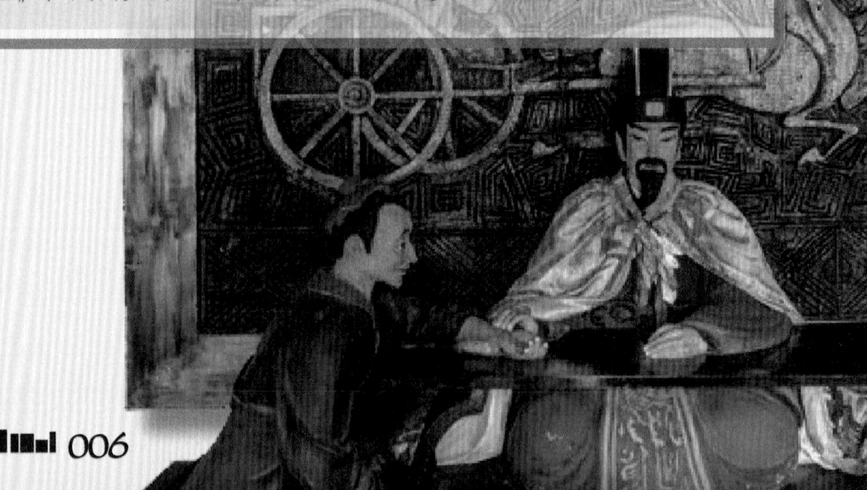

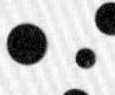

故事

范仲淹“不为良相，便为良医”

东汉名医张仲景曾有云“进则救世，退则救民；不能为良相，亦当为良医”。

北宋名臣范仲淹自小胸怀大志，以天下为己任。一次范仲淹去庙里求神问卦，看将来能否做宰相，或是成为一名良医，但是卦相结果都是不能，范仲淹很失望。他的好友非常好奇为什么范仲淹在求卦时把宰相和医生相提并论。那是因为在古代做宰相是许多读书人的志向，可是医生的社会地位并不高，且常常与巫，也就是算卦、占星的一类人放在一起，合称巫医，被社会轻视。

范仲淹回答道“我立志向学，当然希望将来得遇明主，报效国家。能为天下百姓谋福利的，莫过于做宰相，既然做不了宰相，能以自己的所学惠及百姓的，莫过于做医生。倘能做个好医生，上可以疗治君王和父母的疾病，下可以救治天下苍生，中可以教人保健养生，益寿延年。身处底层而能救人利物，为老百姓解除疾苦，还有比当医生更好的职业吗？”

治国与医人，道理相通。范仲淹以古代医圣张仲景为榜样，做官不忘行医，并推行医药专科教育体制，堪称“不为良相，便为良医”的典范。做官，就应施行仁政；行医，就应施行仁术。范仲淹的榜样，不仅极大提高了医生的社会地位，而且鼓励了一批立志济世救人的读书人。自范仲淹之后，良医被尊称为“儒医”，医术也被称为“仁术”。

从此，历史上就有了著名的励志名言“不为良相，便为良医”。

《伤寒论》的内容和贡献

《伤寒论》全书共10卷22篇，是我国医学史上现存最早的一部完整系统的临床医学著作，内容包含多种外感病的辨证论治方法，书中详细记录用药、处方经验等内容，成为古代医者必读的著作。

《伤寒论》的贡献十分突出，创立六经辨证，创造性地将外感病归纳为六个症候群（即六个层次）和八个辨证纲领，将理、法、方、药贯穿始终。理论上创立六经辨证体系，指导中医临床实践；提出祛邪扶正的治疗原则，确立治则和治法，以整体观念为指导，调和阴阳、治病求本、祛邪扶正，并运用多种治疗方法，如汗、吐、下、和、温、清、消、补、涩等；《伤寒论》中记述了大量治病方剂，共收录方剂113首，这些方剂均选药精当，配伍严谨，疗效确切，其中许多著名方剂在现代临床中仍发挥着巨大作用，例如治乙型脑炎的白虎汤、治疗肺炎的麻黄杏仁石膏甘草汤、治疗胆道蛔虫的乌梅丸、治疗痢疾的白头翁汤等，都是中医临床常用的良方。张仲景所著《伤寒杂病论》也成为方剂学的奠基，被后世称为“方书之祖”；在药物学方面，记述了多种药物的炮制及特殊用法；此外，还记载了多种剂型，有汤剂、丸剂、散剂、灌肠剂、肛门栓剂等。

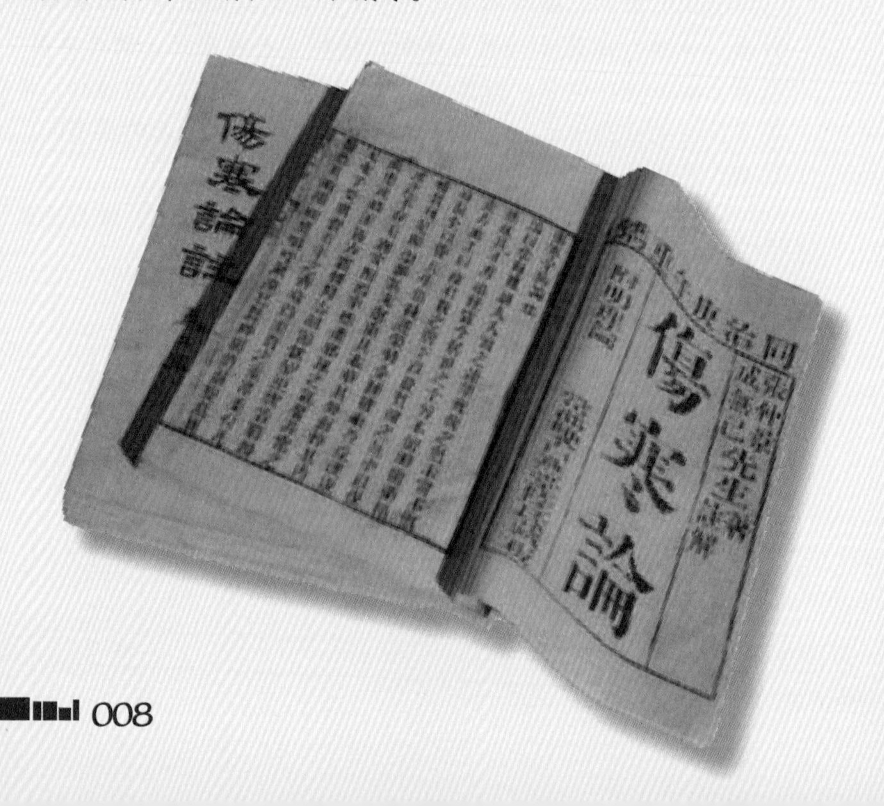

贴士

仲景良方治疗新冠肺炎

新型冠状病毒肺炎（英文名称为COVID-19），简称“新冠肺炎”。现已证实2020年全世界流行的肺炎正是2019新型冠状病毒感染引起的急性呼吸道传染病。自新冠肺炎疫情发生以来，我国医疗战线抗击新冠肺炎疫情的斗争一直没有停止，多地推动中医药介入诊疗，有效降低了轻症患者转为重症、危重症的发生率，提升了治愈率。

中医把传染病统称为“瘟疫”，认为新冠肺炎属于瘟疫的范畴，引起瘟疫的病因称为疫毒，一般是从口鼻而入，通过呼吸道侵入人体。新冠肺炎患者的表现有发烧、咳嗽，这是肺的症状，另外有腹泻、乏力，这是脾的症状。通过临床观察和总结，中医认为新冠肺炎早期还是以湿毒为主，中期有化热的倾向，后期就耗伤正气。专家认为新冠肺炎的整个病程，疫毒闭肺是核心病机，通过临床的不断摸索，总结出新冠肺炎的一个有效方剂——清肺排毒汤。清肺排毒汤经医生临床使用观察，可用于治疗新型冠状病毒感染的肺炎轻型、普通型、重型患者，在危重症患者救治中也可结合患者实际情况合理使用。

清肺排毒汤中包括汉代张仲景所著《伤寒论》中多个治疗由寒邪引起的外感热病的经典方剂，是由麻杏石甘汤、五苓散、小柴胡汤、射干麻黄汤优化组合而成，组方合理，性味平和。

第一个名方是麻杏石甘汤，它是清肺排毒汤里发挥作用的主方，是张仲景专为“清肺热”而设，具有清泄肺热、化痰止咳平喘的功用，针对新冠患者的发热咳嗽等症状；第二个名方是五苓散，它的主要作用是祛湿，湿邪是这次瘟疫的罪魁祸首，湿邪是新冠病毒的温床，在治疗时祛湿又不能伤阳气，所以用了五苓散，温阳化湿利水；第三个名方就是小柴胡汤，既能让邪气出去，又能迅速补充脾胃的津液，只要脾胃功能恢复了，就会产生源源不断的气血去与病邪做斗争；第四个名方是射干麻黄汤，咳嗽是新冠患者最主要的症状之一，射干麻黄汤里面很多药都是化痰止咳的，比如款冬花、半夏、紫菀，麻黄与细辛宣肺解表，射干清咽利喉，调理热毒导致的咽喉肿痛。清肺排毒汤最后还有四味药，山药、枳实、陈皮、藿香，山药用来扶正保护脾胃，枳实具有行气的作用，可以消除胸闷，并且让患者大便通畅，陈皮与藿香是用来化湿的，还可以解决患者胃肠不舒服的问题，比如腹胀腹泻等。

清肺排毒汤在这次新冠肺炎疫情中的成功使用，充分说明了中医药在治疗疾病尤其是在急症治疗中的优势。将来也会有更多的经典方剂在新发病、传染病中发挥越来越重要的作用。

《伤寒论》的辨证体系—六经辨证

中医看病，都非常重视“辨证论治”。但在张仲景之前，还没有形成系统完整的一套临床辨证方法。张仲景把自己积累的经验进行了科学的总结，才形成了比较完善的体系。《伤寒论》在继承了《内经》《难经》精髓的基础上，创立了六经辨证体系。

解惑：

1.“六经”

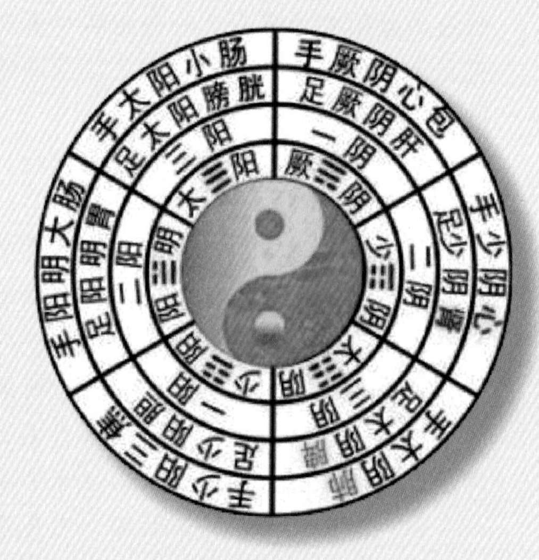

六经，是后世医家对太阳、阳明、少阳、太阴、少阴、厥阴等三阴三阳经的简称。

三阴三阳原本是阴阳学说中的术语，《黄帝内经》认为，地球上有生命诞生是因为地球上有阴阳二气平衡、稳定的交替运动。阴阳是化育生命的本源，因此地球上的万事万物都被打上了阴阳的烙印。所以在研究人的生理功能和病理变化的时候，自然要用到阴阳学说。把事物分阴阳，是对其性质进行区分。六经是将阴和阳各分为三，也就是三阴（太阴、少阴、厥阴）三阳（太阳、阳明、少阳），是对阴阳气量多少的区分。

太是大的意思，太阳是说阳气最多，为三阳，也就是三份阳气，故又有巨阳之称；明是显著的意思，阳明是说阳气显著，阳明的阳气次之为二阳，也就是二份阳气，故有盛阳之称；少是小的意思，少阳是说阳气最少，为一阳，也就是一份阳气，故有小阳、幼阳、稚阳、嫩阳之称。

太阴为三阴，是三份阴气，阴气量最大；少阴为二阴，是二份阴气，阴气量较少；厥有极、尽的意思，厥阴为一阴，是一份阴气，也就是阴气少到了极点。

《黄帝内经》就根据脏腑经络阴阳气的多少，分别用三阴三阳来命名脏腑经络。于是大自然有三阴三阳，人体也就有了三阴三阳，简称为六经。

六经各分手足，经络又内属脏腑，外络肢节，运行阴阳，通行气血，流布津液，将人体分为六大功能体系。

六大功能系统结合阴阳、脏腑、经络分为手太阳小肠经、足太阳膀胱经；手阳明大肠经、足阳明胃经；手少阳三焦经、足少阳胆经；手太阴肺经、足太阴脾经；手少阴心经、足少阴肾经；手厥阴心包经、足厥阴肝经。

2.《伤寒论》中的“六经”

在《伤寒论》中所讲的六经是六经病，是治疗外感病时的重要分类方法，将病邪由浅入深分为六个阶段，包括太阳病、阳明病、少阳病、太阴病、少阴病、厥阴病，每个阶段都有一些共同的症状特点。六经病是人体感受外界病邪后六大功能体系在和外邪做斗争的过程中所表现出的各种症状和体征的综合，它既是外感病发展过程中的不同阶段，也可以看成是既相互关联又相对独立的证候。

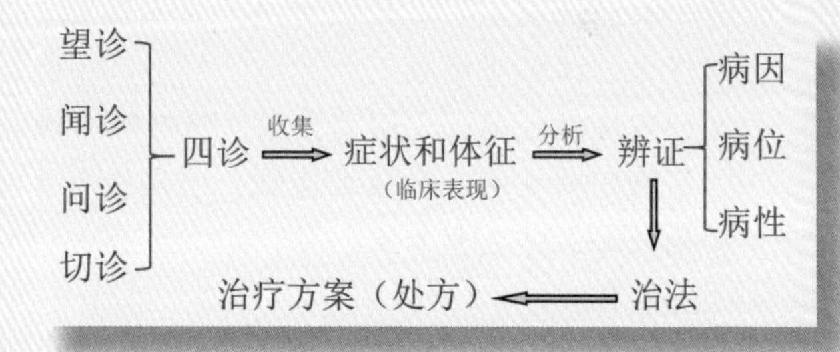

3.“六经辨证”

辨证，是中医术语，指辨别证候，就是根据患者的临床表现辨析概括出病证性质。

六经辨证，是后世医家对《伤寒论》中三阴三阳辨证方法的简称。这一辨证方法，是张仲景在收集了大量的临床资料之后，对这些资料采取的一种分类研究方法。在六经辨证中根据患者的临床表现归于相应的三阴三阳病证，它包括了病位、病性和病势的含义。

六经辨证将外感病分成六个阶段，每一阶段根据共同的症状特点分类并且衍生出很多变化。如果辨证准确，确定疾病发生的时期，每一时期的用方和选药有一定的规律，这为临床提高疗效、准确辨证提供了依据，这种方法被称为“六经辨证”。在具体运用时还需要结合脏腑辨证，太阳病只论及膀胱，阳明病涉及胃肠，少阳病只论及胆腑，太阴病只论及脾，少阴病涉及心与肾，厥阴病主要论及肝。

六经辨证辨析了外邪伤人后所导致的病证的不同阶段和特点，张仲景根据病情变化分析邪正盛衰、病变部位和病证性质，在此基础上确定治疗方法，选择相应的药物组成治病的良方。

4. 六经病提纲

《伤寒论》中将外感病分为六类，为太阳病、阳明病、少阳病、太阴病、少阴病、厥阴病，统称为六经病。其排列有鲜明的时间顺序，生动地将疾病的发生、加重、好转或死亡比喻为六种不同的状态。每一类有不同的临床表现，采用不同的的治疗方法，形成了独特而实践性很强的辨证论治体系。

六经病提纲是每一类病证的纲领性条文，概括了六经病的必见脉症和共同的病机特点。现将原文列举如下：

太阳病提纲：太阳之为病，脉浮，头项强痛而恶寒。

阳明病提纲：阳明之为病，胃家实是也。

少阳病提纲：少阳之为病，口苦，咽干，目眩也。

太阴病提纲：太阴之为病，腹满而吐，食不下，自利益甚，时腹自痛。若下之，必胸下结硬。

少阴病提纲：少阴之为病，脉微细，但欲寐也。

厥阴病提纲：厥阴之为病，消渴，气上撞心，心中疼热，饥而不欲食，食则吐蛔，下之利不止。

贴士

结合现代医学的理论，可概括出每一类病的基本特点：

太阳病：发生在疾病的最初几天，以轻度发热等症状为主。类似于外感疾病的初期。

阳明病：以高热、神昏谵语、脱水、便秘为特点。类似于外感疾病的高热期或极期。

少阳病：发生时间较晚，症状为口苦、咽干、目眩等，是疾病高峰过后恢复或迁延阶段的常见症状。

太阴病：呕吐、腹泻、阵发性腹痛，类似于急性胃肠炎等腹泻病，但是不存在明显脱水，循环功能还比较稳定。

少阴病：呕吐、腹泻伴循环功能衰竭。类似于严重吐泻导致的低容量性休克或严重感染引起的中毒性休克。

厥阴病：是以腹泻为主要症状的疾病的后期表现，其主要表现为脱水伴消化功能紊乱。

《伤寒论》中常见脉象和临床意义

《伤寒论》对脉诊非常重视，脉象变化在疾病的诊断中也非常重要，最常用的诊脉部位有寸口脉、趺阳脉、太溪脉等。常见脉象有浮脉、沉脉、迟脉、数脉、虚脉、实脉、细脉、洪脉、弦脉、滑脉、涩脉等。以上这些脉象是根据脉搏跳动时的显著变化，结合频率、节律、部位深浅、脉体等命名的，而且还常出现两种甚至三种脉象组合的方式来描述，如浮数脉、弦细脉等。

贴士

仲景脉诊“三部诊法”

张仲景在《伤寒杂病论》中常用寸口、趺阳、太溪三部诊法。其中寸口脉为桡动脉搏动处，主要用来判断脏腑病变，趺阳脉为足背动脉搏动处，用来判断胃气（脾胃的功能），太溪脉位于内踝尖与跟腱之间的凹陷处，用来判断肾气。三部诊法可以比较准确全面地反映患者的状况，对后世脉学发展有深远的影响。

现在的医生在诊脉时“独取寸口”，三部诊法已不常用，只在寸口无脉搏或者观察危重患者时运用。比如说患者寸口脉象十分微弱，如果趺阳脉还有一定力量，提示患者胃气尚存，有救治的可能；如果趺阳脉也难以触及，则表示患者胃气已绝，难以救治。

浮脉与沉脉：浮脉的脉位表浅，轻触脉位的皮肤能感觉到明显的脉搏跳动，若稍重按，脉搏应指反而不明显。浮脉主要见于太阳表证，此外还可见于热邪充斥于外、虚阳浮越于外、阴退阳气恢复等情况，是阳气趋表在脉象上的一种反映。沉脉的脉位在肌肉深部，轻按不明显，重按脉搏跳动豁然清楚，一般主里证，说明邪郁于里、气血内困，或者脏腑虚弱、正气不足。

迟脉与数脉：迟脉表现为脉来迟缓，比正常脉象搏动频率要慢，一息（一呼一吸为一息）不足四至，迟脉主要见于寒证。数脉为脉来急促，比正常脉象搏动频率要快，一息五到七至，一般主热证。

虚脉与实脉：虚脉为脉搏跳动软而无力，主要见于虚证。实脉搏动的趋势坚实有力，形大而长。见于健康人，也可主实证。

滑脉与涩脉：滑脉的脉象为应指来去流利、圆滑，如同触到圆润的珠子在盘中滚动一般，通常可见于健康人，病理情况下主实热、食滞、痰饮等。涩脉的脉象应指迟细而短，往来艰涩，极不流利，如同轻刀刮竹，病理情况下主精血亏少，气滞血瘀，挟痰，挟食等。

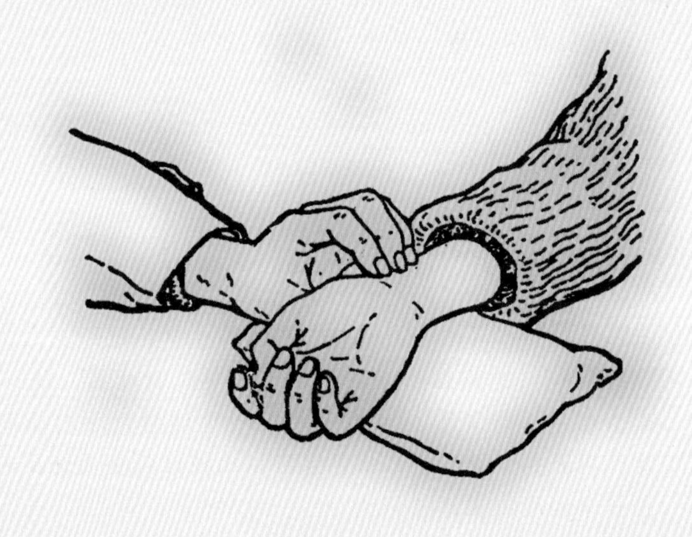

细脉：脉象应指极细，犹如按到细线上，但是应指起落明显。一般可见于气血两虚等虚损病证中。

弦脉：脉象搏指有力，如按琴弦，端直而长。一般主肝胆病、痛证、痰饮等。

《伤寒论》中的脉学知识既有专篇论述，还在具体病证中进行详细描述，为后世脉学的发展奠定了基础。但是《伤寒论》中一些脉象主病与后世脉学有所不同，脉诊只是诊断疾病的一个方面，因此在临证时还要结合其他症状仔细分析与权衡。

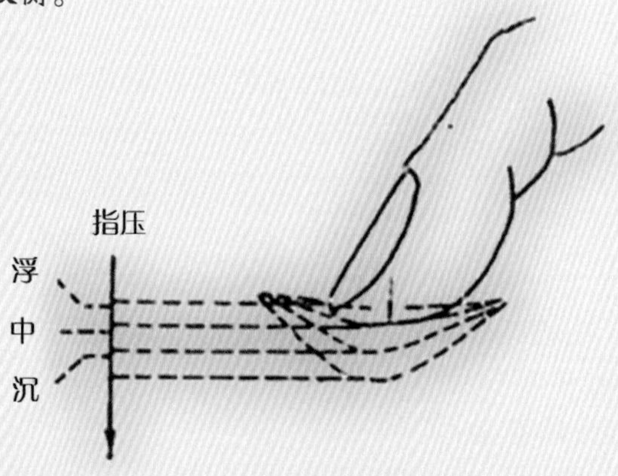

手指以浮、中、沉一个等级的压力取脉

《伤寒论》中的药物剂量

古代度量衡制度在各历史时期有所不同，《伤寒论》中所用药物的度量衡属汉制，与现代相比相差很大，部分药物的品种、产地、炮制法亦与现代有一定出入，后世学者对仲景方中的药物剂量古今折算进行了研究。现列表如下：

汉制	现制	药物折合分量	
质量单位		《伤寒论》分量	现制
1 石 =4 钧	29760g	粳米 1 升	180g
1 钧 =30 斤	7440g	半夏 1 升	100g
1 斤 =16 两	248g（液体 250mL）	五味子 1 升	60g
1 两 =24 铢	15.625g	厚朴 1 尺	15g
1 铢 =100 黍	0.67g	杏仁 100 粒	40g
1 圭	0.5g（液体 0.5mL）	桃仁 100 粒	30g
1 撮 =4 圭	2g（液体 2mL）	枳实 1 枚	18g
1 方寸匕	金石类约 2.74g 药末约 2g 草木类药末约 1g	附子大者 1 枚 附子中者 1 枚	20g ～ 30g 15g
1 钱匕	1.5 ～ 1.8g	乌头 1 枚	5g
容量单位		栀子 10 枚	约 15g
1 斛 =10 斗	20000mL	石膏鸡蛋大	约 40g
1 斗 =10 升	2000mL	竹叶 1 握	约 12g
1 升 =10 合	200mL	五苓散 1 方寸匕	5 ～ 6g
1 合 =2 龠	20mL		
1 龠 =5 撮	10mL		

本书中仍然用古方用量，主要是作为理解配伍、组方及临证配伍比较的参考，药物在实际使用时要参考《中国药典》，并随地区、气候以及患者的年龄、体质和病情需要来决定用量。

《伤寒论》中使用的剂型

《伤寒论》书中载有汤、丸、散、软膏、栓剂等多种剂型，如汤剂（麻黄汤）、散剂（五苓散）、丸剂（理中丸）、肛门栓剂（蜜煎导方）、灌肠剂（猪胆汁方）等。

《伤寒论》中最常用的剂型是汤剂，以水作为溶剂煮取药液。因为大多数的中草药的有效成分均可溶于水，并且中医用药多为复方，多个药物配伍使用，各药之间在煎煮过程中有助溶作用。

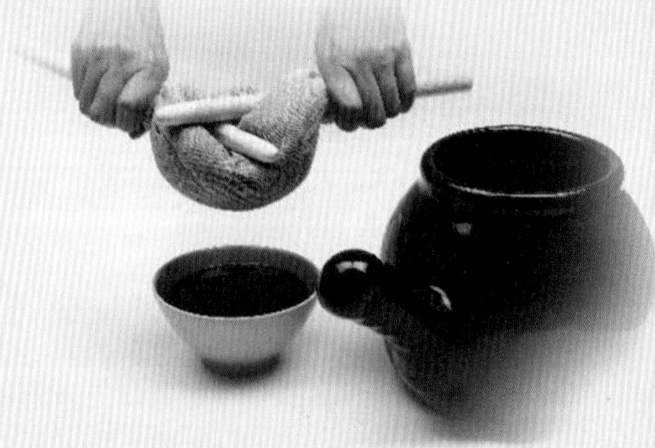

《伤寒论》中丸剂数量所占比例不大，主要分为两种，一种是直接吞服的，一般体积较小，如乌梅丸；一种是煎服丸剂，一般体积较大，用水煎煮并水滓同服，如大陷胸丸。

故事

仲景初试灌肠法

张仲景自年少时一直跟随张伯祖学习医术，后来离开师傅回到家中与外公一起生活。一日，老人感染风寒，请医生治疗，病很快见好了，但是又出现身上汗出较多并且大便不解，之后服用了能通便的承气汤。老人虽然大便通畅了，但是身体几乎虚脱，而且大汗不止。过几日又出现了大便干结不下。仲景非常着急，但是静下心来一想，外公年事已高，本就是正气不足，之前因为感染风寒使用了发汗的药物，导致津液受损，大肠失润而便秘。后又用承气汤攻下通导大便，更加重了津液的损伤。于是仲景想到用“大猪胆汁一枚，泻汁，和少许法醋（即食用醋），以灌谷道（即肛门）内”，果然用了两次就治好了外公的便秘。这种用灌肠的方法治疗便秘是张仲景首创。此外，他还使用蜂蜜做成蜜煎方，也就是制成肛门栓剂治疗便秘，尤其适用于老年人、儿童和体弱者，既可软化粪便，又可以调整肠道功能，疗效很好。

《伤寒论》中药物的特殊煎煮方法

汤剂在制备时，一般药物可以同时入煎，但部分药物因特性，处方的需要，煎煮时间不同，有些还需要特殊处理，分别采取先煎、后下、包煎、另煎、烊化等不同的入药方法。

先煎：金石类、介壳类药物因质坚而难煎出有效成分，应打碎先煎煮一定时间，再放入其他药物同煎，如生石膏、牡蛎等；或者通过较长时间煎煮缓和毒性、减轻副作用，如附子、乌头等。

后下：一些药物含有挥发油，其成分煎煮时容易挥散或破坏，故不宜久煎，应当在一般药物即将煎成时放入，煎沸几分钟即可，如大黄、薄荷等。

另煎：某些贵重药宜另煎，以免煎出的有效成分被其他药物吸收，如人参等。

烊化（溶化）：对于胶质、黏性大且易溶的药物，如阿胶、饴糖等，用时应先单独加温溶化，再加入去渣的药液中煎煮或趁热搅拌，使其溶解。因为此类药物易粘锅、黏附其他药物，影响药效。如小建中汤里的饴糖、黄连阿胶汤中的阿胶等。

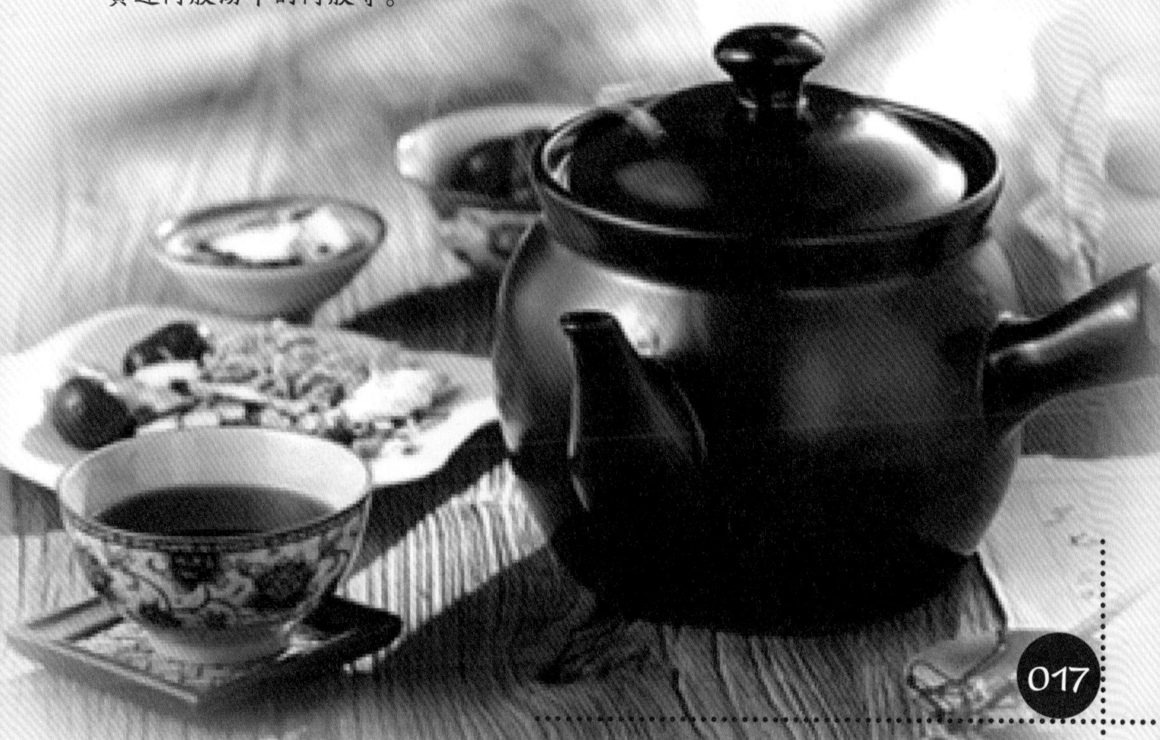

《伤寒论》中汤剂的服用方法

服药的方法是否得当对药物的疗效会有影响，张仲景非常重视药物的服用方法，《伤寒论》中几乎对每个方剂都在服用方法上进行了阐述，需要根据病情的轻重缓急、体质强弱等区别使用。

一般采用一日一剂分二服或三服，但是需要根据病情进行调整，当病情危重需使用重剂猛药时，需要将药物煎出一次顿服，还可持续服药以维持疗效。散剂和丸剂则是根据病情和具体药物定量，日服 2 ～ 3 次。

具有发汗、泻下等作用的方剂有时一剂还未服完就达到了预期的效果，在这种情况下一般得效则止，不必全部服完，否则还会因用药不当引起不良反应或加重病情。

故事

张仲景首创“人工呼吸”

有一次，张仲景外出到一家客栈住宿，半夜听店小二说有人上吊寻短见。医生的责任感促使他前去看个究竟。原来上吊的是个年轻人，因遇窃贼，做生意的钱被洗劫一空，万念俱灰且愧对家人，于是上吊自尽。被人救下时已没了呼吸，但是尚有体温，寸口的脉还有微动。于是仲景急忙让人将年轻人平放解开衣服，一边按压胸部，一边口对口吹气。过了一会儿，奇迹发生了，那年轻人的心跳增强并有了呼吸。仲景又针刺了人中、十宣、内关等穴位，年轻人逐渐苏醒了过来。仲景不仅救了这个年轻人的命，还资助他钱物。这次急救中仲景使用的方法就是现代急救中广泛使用的“人工呼吸”。

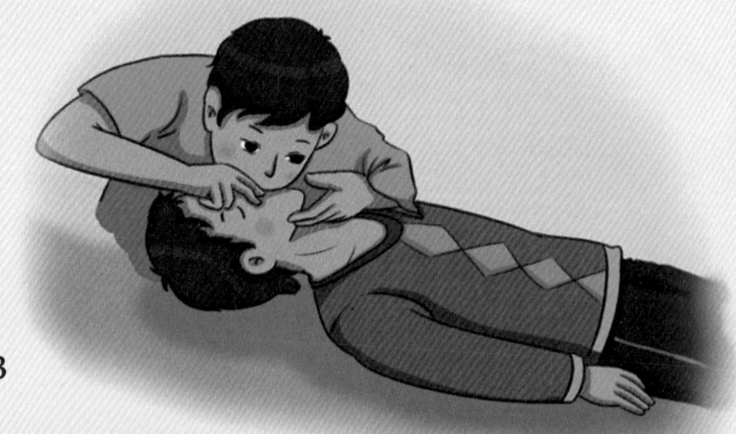

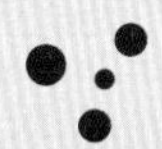

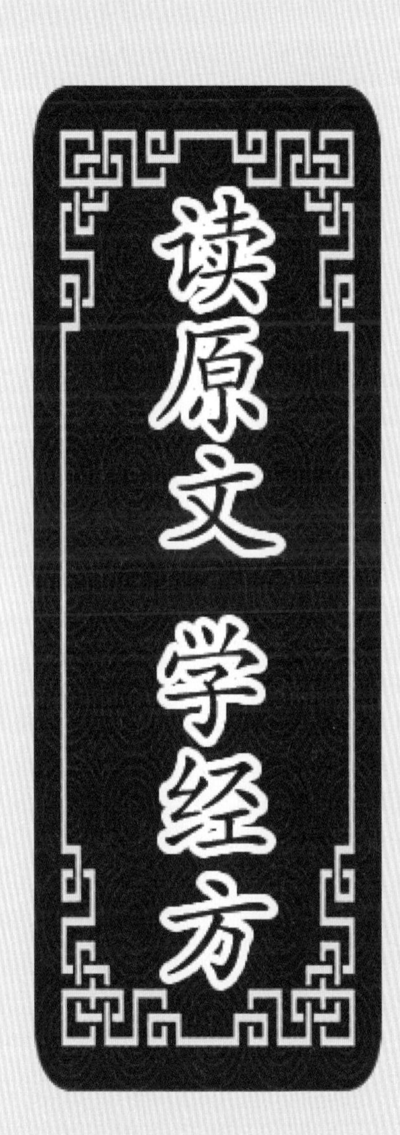
读原文 学经方

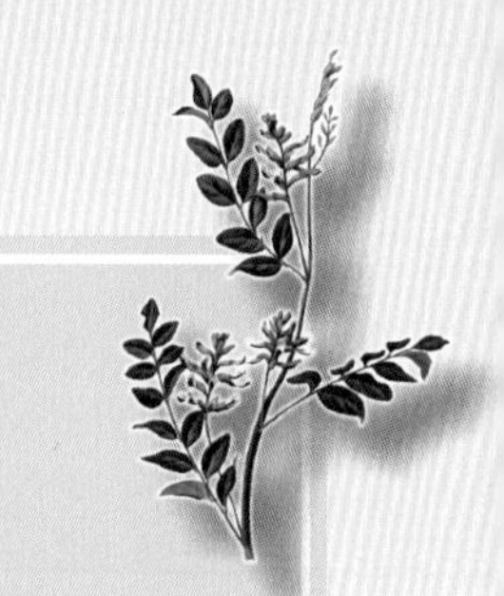

导读

本篇共包含六篇（太阳病篇、阳明病篇、少阳病篇、太阴病篇、少阴病篇、厥阴病篇），每一篇选取部分原文，包括了提纲、典型临床表现、治法和使用的方药等内容。

每条原文的开始标注“第某条”条文序号，是当代学者根据明代赵开美《仲景全书 · 翻刻宋版伤寒论》的原文顺序编的顺序码，是为了帮助读者知道原文在原书的位置，而赵开美的原书中并没有条文序号。

古代医家将每首汤头的相关内容以七言歌诀的形式加以归纳和概括，便于初学者学习诵读，本书歌诀部分选自清 · 汪昂的《汤头歌诀》、刘渡舟的《新编伤寒论类方》等，内容简明扼要，音韵工整，以方便大家识记。

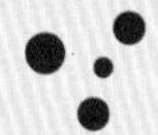

太阳病篇

太阳病是外感疾病发生的初始阶段，是六经证治的第一阶段，病位在体表肌肤，肌表感受外界邪气，气血和邪气在体表僵持而发生的，太阳病又被称为表证。由于感受病邪的性质不同和人体的差异，太阳病可分为太阳中风证、太阳伤寒证等。

太阳病的常见症状

第一条：太阳之为病，脉浮，头项强痛而恶寒。

译文：太阳病的典型临床表现是脉象浮浅，头颈部疼痛僵硬并且伴有恶寒。

第三条：太阳病，或已发热，或未发热，必恶寒、体痛，呕逆，脉阴阳俱紧者，名为伤寒。

译文：太阳病，可能已经开始发热，也可能还没有出现发热，但一定会出现恶寒、身体疼痛、恶心呕吐而气上逆、脉象呈现紧张感，名叫太阳伤寒证。

解惑

什么是“脉阴阳俱紧”？

“阴阳”指脉的部位，诊脉的常用部位是手腕后桡动脉，称为寸口。寸口分为寸关尺三部，以桡骨茎突稍内侧的部位为关，关前为寸，关后为尺，在“脉阴阳俱紧”中所指的阴为尺部脉，阳为寸部脉。“脉阴阳俱紧”是指寸关尺三部脉像都有紧张感。

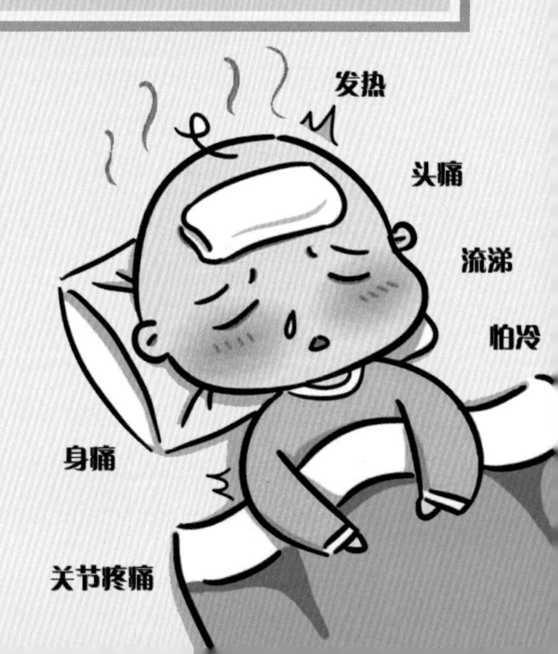

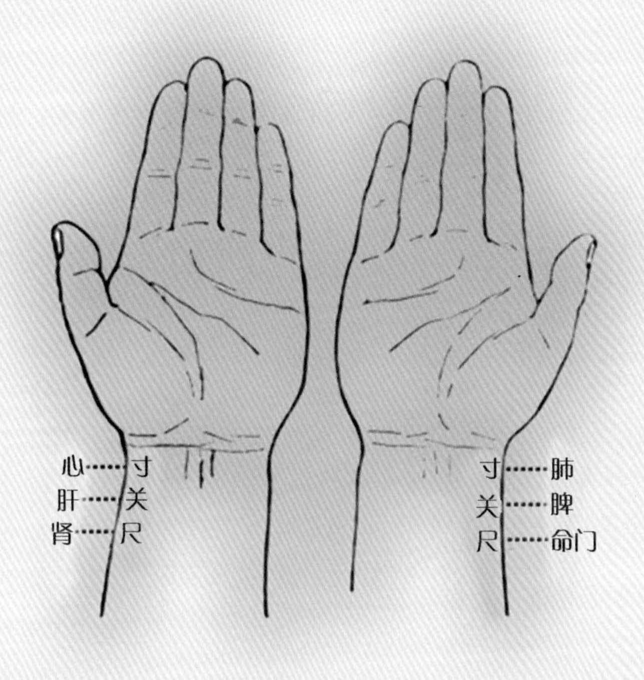

太阳病的治疗和代表方

太阳病的主要内容是外感风寒表证的证治，根据发病的机理和临床表现的特点，有太阳中风证、太阳伤寒证等。太阳病除了表证以外，还可以发展为其他的证候，现节选部分具有代表性的方剂与原文。

太阳中风证，使用桂枝汤治疗；太阳伤寒证，可用麻黄汤治疗。太阳病兼项背强硬，可以用葛根汤，外寒内饮使用小青龙汤，蓄水证可以用五苓散，肺热咳喘用麻黄杏仁甘草石膏汤。

太阳中风证——“群方之冠”桂枝汤

第十二条：太阳中风，阳浮而阴弱，阳浮者，热自发，阴弱者，汗自出，啬啬恶寒，淅淅恶风，翕翕发热，鼻鸣干呕者，桂枝汤主之。

译文：太阳中风证，脉轻取见浮脉，沉取见缓弱，脉浮就要发热，脉弱就会汗出，畏寒，怕风，轻微发热，鼻塞气息不利和干呕，应当用桂枝汤治疗。

解惑

《伤寒论》的中风指的是？与现代医学的中风一样吗？

中风，指外感风邪所致的证候，与现代医学中猝然晕倒、偏瘫、口眼㖞斜的中风病不是同一概念，现代医学将中风病又称为脑梗死、脑卒中。

解惑

“啬啬”“淅淅”“翕翕”是什么意思？

“啬啬”与“瑟瑟”音同，是瑟瑟发抖、肢体战栗的意思，表示恶寒时的一种身体状态，是对怕冷的形象刻画。“淅淅”是形声词，是患者因为被风吹到之后口中发出的一种声音，正是因为怕风，所以受到风吹患者会有冷飕飕的感觉，“淅”字就是嘴里倒吸凉气时发出的音。“翕翕”是形容患者身上像盖了一层羽毛一样发热，这是对患者发热时自我感觉的一种描述，强调这种发热难以排解、持续不去，觉得身体被羽毛覆盖自然就是暗指发热无法自行去除。

第十三条：太阳病，头痛，发热，汗出，恶风，桂枝汤主之。

译文：太阳病，出现头痛、发热、汗出、怕风的，就应当用桂枝汤治疗。

第十五条：太阳病，下之后，其气上冲者，可与桂枝汤。方用前法。若不上冲者，不得与之。

译文：太阳病，误用了泻下药之后，患者自觉胸中有气逆上冲感觉的，可以用桂枝汤治疗，服药方法同前面的原文第十二条一致。如果误下后没有气逆上冲感觉的，则不能用桂枝汤治疗。

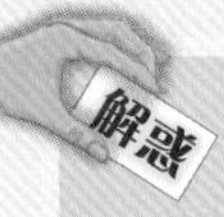

太阳病治疗一般用汗法，为什么本条提到了下法？为什么患者感到气上冲？

太阳病是表证，应当用汗法，但是医生辨证不准确错用了下法，使患者腹泻，既损失了津液又损伤脾胃，使胃气不降而向上逆行，故而患者感觉胃气上冲。

第二十四条：太阳病，初服桂枝汤，反烦不解者，先刺风池、风府，却与桂枝汤则愈。

译文：太阳病，刚服下桂枝汤不久，反而出现烦燥不安的感觉，太阳经的风邪没有被解除，治疗应当针刺风池、风府，然后再喝桂枝汤，就可以很快痊愈。

故事

针药并施，祛邪扶正

张仲景一直跟随师父张伯祖学习医术，并经常与师兄、师弟们探讨医学问题，一些常见病师父也让他们尝试诊治。

一次有一位患者得了太阳病，张伯祖就让徒弟们进行诊治。往常太阳病治疗师父就用桂枝汤，于是就开了桂枝汤让患者回去煎煮。但是患者在服桂枝汤后很难受，出现了心烦难耐的症状。张仲景与师兄弟们都很疑惑，问师父：“处方与治法都没有问题，为什么患者症状没有减轻，反而又出现了心烦的症状呢？”

师父说到：“是因为邪气太重，患者体力不支。就好比朝中奸人太多，刚直之人的势力单薄。正气斗不过邪气，因而出现了心烦。治疗时不能单纯加大药量，需要巧借外力。”

“这时要先疏通经络，理顺气血，使病邪无处藏身，再服桂枝汤，自然就有效。疏通经络最好的办法是用针刺或艾灸，可以针刺风池、风府这两个穴位，针药并施，效果才会好”，师父继续给徒弟解释道。

之后，仲景和师兄弟们按照师父的指点，在治疗太阳中风证时，针药并用，果然患者再没有出现心烦的症状。

解惑

为什么要针刺风池、风府?

风邪进入体表和经络，即使喝了桂枝汤，阳气还是不能冲破风邪对体表的封锁，风池、风府是穴位名称，风府在后发际正中直上1寸处，风池在风府旁的凹陷中，与风府相平，中医学认为，这两处穴位是风邪易藏匿的地方，针刺风池、风府有利于散风。这也是仲景治疗时的针药并用法。

第四十二条：太阳病，外证未解，脉浮弱者，当以汗解，宜桂枝汤。

译文：太阳病，体表的症状未能解除，脉象浮弱，应当用发汗的方法来治疗，可以用桂枝汤。

解惑

为什么“脉弱”还要发汗?

脉弱指在脉搏的力度和充实感方面均有明显减弱，说明心阳不足，心血亏虚，但患者仍然有表证，张仲景仍然用发汗的方法。桂枝汤不是单纯祛邪的方子，具有温通心阳、养血、滋阴、益气、开胃等作用，具有扶正解表的作用，因此脉弱仍可用桂枝汤发汗。

第四十四条：太阳病，外证未解，不可下也，下之为逆。欲解外者，宜桂枝汤。

译文：太阳病，外邪束表的症状一直没有解除，是不能用泻下的方法。如果使用下法，就违反了治疗规律。想要解除外邪，还要用桂枝汤。

解惑

为什么有表证就不能用攻下的方法？

张仲景强调表证没有彻底解除就不能轻易使用攻下的方法，如果误用下法会损伤阴液及脾胃，还会出现气喘、咳嗽、干呕、先腹泻后便秘等症状。

第四十五条：太阳病，先发汗不解，而复下之，脉浮者不愈。浮为在外，而反下之，故令不愈。今脉浮，故在外，当须解外则愈，宜桂枝汤。

译文：太阳病，先使用发汗法而表证没有解除，又改用泻下的治法，如果泻下之后脉象仍表现为浮浅的，是表证还没有痊愈。因为脉浮是病在表，应当用汗法以解表散邪，却反而用泻下法治疗，所以疾病不能治愈。现在虽经误下，但脉象仍表现浮浅，所以可以推断其病仍在表，应当还用解表的方法才能治愈，适宜用桂枝汤治疗。

第五十三条：病常自汗出者，此为荣气和，荣气和者，外不谐，以卫气不共荣气谐和故尔。以荣行脉中，卫行脉外，复发其汗，荣卫和则愈，宜桂枝汤。

译文：患者经常自汗出，这是荣气调和的表现，而荣气虽然调和，但是在血管外的卫气不和谐，这是由于卫气不能与荣气互相协调的缘故。因为荣气行于脉中，卫气行于脉外，可以使用发汗的方法，使荣气和卫气互相协调，自汗就会痊愈，建议使用桂枝汤来治疗。

解惑

“荣”和“卫”指什么，在中医学它们是什么关系？

荣，又称营气，简单来说就是指血管内的精微物质，是血液的一部分；卫，又称卫气，指行于血管外的精微物质和气化的能量。血管内的营气具有营养作用，血管外的卫气具有保卫作用能抵御外邪，两者相互协调，相互为用，共同维持生命活动。

第五十四条：患者脏无他病，时发热，自汗出，而不愈者，此卫气不和也。先其时发汗则愈，宜桂枝汤。

译文：患者脏腑没有其他的疾病，但是间断性的发热、自汗出却不能痊愈，原因是卫气不调和。可以在患者发热汗出之前，先用桂枝汤发汗，疾病就可以痊愈。

解惑

患者已经有汗出，为什么还要用有发汗作用的桂枝汤？

桂枝汤证的“有汗”称为病汗，是因疾病引起的出汗，患者感到身上冷、黏腻不舒，持续时间久，患者感觉身上有凉意。使用桂枝汤后患者有汗出为“药汗”，是使用药物发汗来散外邪，药汗是温的，遍身微微汗出，出汗后神清气爽，持续时间短，患者汗后周身温热。

第五十七条：伤寒发汗已解，半日许复烦，脉浮数者，可更发汗，宜桂枝汤。

译文：外感寒邪之后用了发汗的方法治疗，表证已经解除，过了半天之后，患者又开始出现发热烦躁，脉象又浮又快，可以再使用发汗的方法，使用桂枝汤治疗。

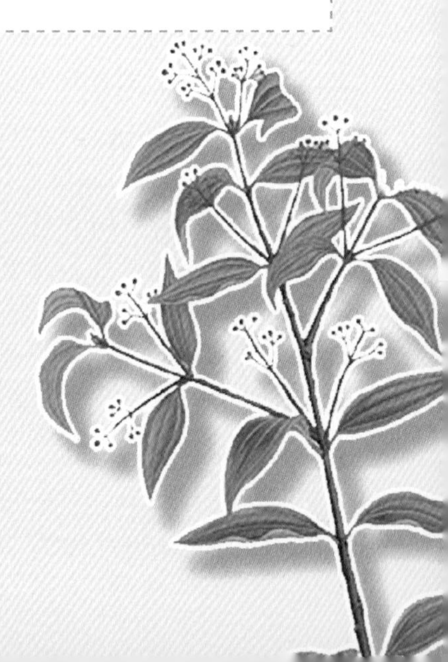

桂枝汤

桂枝三两，去皮　芍药三两　甘草二两，炙

生姜三两，切　大枣十二枚，擘

上五味，㕮咀三味，以水七升，微火煮取三升，去滓，适寒温，服一升。服已须臾，啜热稀粥一升余，以助药力。温覆令一时许，遍身漐漐微似有汗者益佳，不可令如水流漓，病必不除。若一服汗出病差，停后服，不必尽剂。若不汗，更服依前法。又不汗，复服小促其间。半日许，令三服尽。若病重者，一日一夜服，周时观之。服一剂尽，病证犹在者，更作服。若汗不出，乃服至二三剂。禁生冷、黏滑、肉面、五辛、酒酪、臭恶等物。

用法译文：以上五味药，将其中三味药碎成小块，加水七升，放在小火上煎煮，然后取三升，滤掉药渣，等到冷热适宜时喝一升。喝完药片刻，再喝热稀粥一升多，以增助药力。然后盖好衣被保暖一个时辰左右，到全身好似微微出汗，注意不能让汗出如水一般淋漓，否则疾病肯定不会痊愈。如果喝了一次药出了汗，病也好了，就停止服用剩下的药物，不需要将药全部喝完；如果不出汗，再接着服药，方法同前；喝完第二次还不出汗，就再接着喝，缩短每次喝药的间隔，半日左右将三升药都喝完。如果病重，白天和夜晚都喝药，24小时随时观察，一剂药喝完后，病证还在的，就再煮一剂药；如果药后不出汗，就再喝两三剂。服药期间禁食生冷、黏腻滑溜的食物、肉食、面食，以及辛味蔬菜和酒酪、恶臭等物。

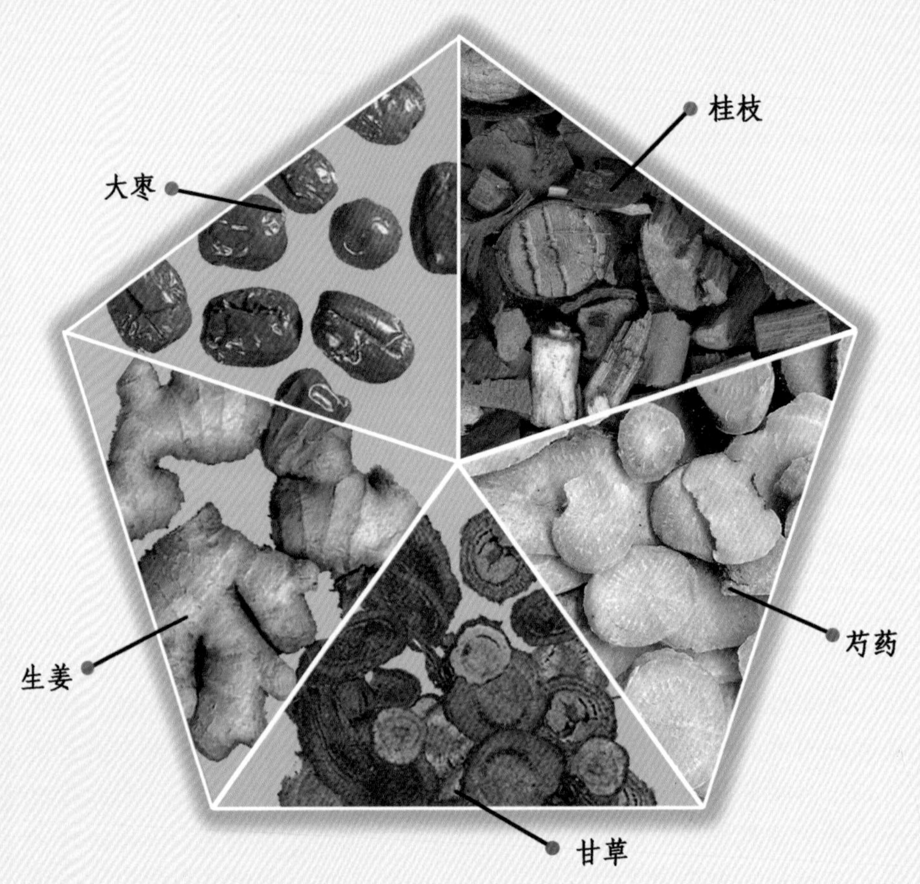

方解：

桂枝汤方为主治太阳中风证的主方。

方中桂枝能辛温发散，以祛散在表的风邪；芍药酸苦微寒，和营养血，以敛守在内的营阴，桂枝与芍药的配伍既解表又敛汗；生姜辅佐桂枝以解表；配以炙甘草、大枣益气和中，辅佐芍药以和营。

五药配合使用，既能祛邪不伤正，又可扶助正气不阻碍邪气，发挥祛风解表，调和营卫的功效。本方应用广泛，张仲景既用它治外感病，又用它治内伤杂病，均以“汗出、恶风”为辨证要点，后世称之为仲景“群方之冠”。

简单的来说就是感受风邪汗出后津液虚了，人体却要再次与外邪斗争，于是白芍、生姜、甘草、大枣合在一起主守津液，桂枝主攻外邪，服药之后再喝稀粥，来补充津液营养。

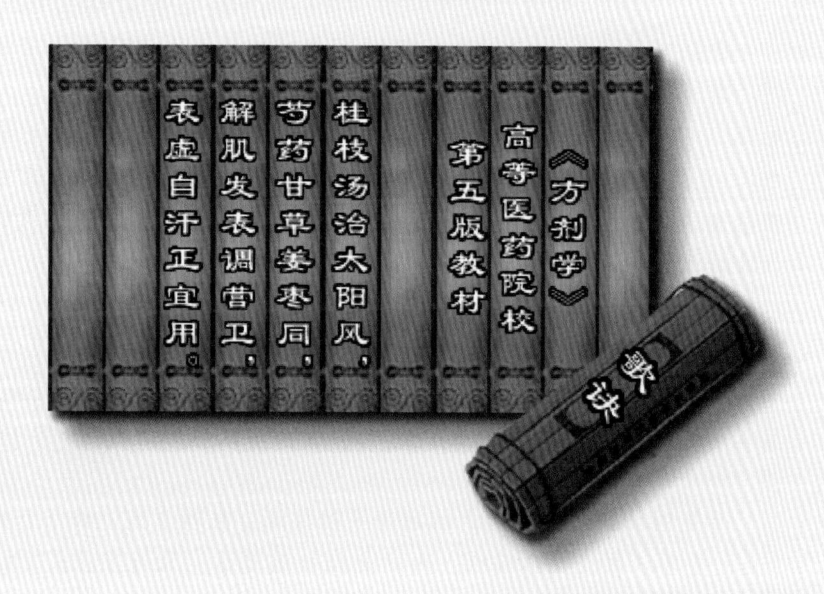

解惑

桂枝汤的煎服方法有什么讲究，原理是什么？

桂枝汤共五味药，生姜只需切片，大枣只需掰开，而桂枝、白芍和甘草三味药比较硬，需要弄细碎一点以利于药与水的接触。煎煮时用小火煎煮，有利于药物有效成分充分溶出。服药片刻后喝热稀粥补充阴液且增加排尿，可以使全身阳气得以疏通。还要注意让患者微微汗出不能大汗淋漓，否则会导致患者阴液快速丢失而“病必不除”。“温覆”就是让患者盖好衣被保暖，这一点非常重要，既可以隔绝外界风寒邪气的侵扰，又可使阳气停留于体表以祛除表邪。

故事

清代名医曹颖甫用桂枝汤治夏季受凉

曹颖甫是清代名医，运用经方的大家，对《伤寒论》的研究颇有心得。曹先生曾说："大约夏令汗液大泄，毛孔大开，开窗而有，外风中其毛孔，即病中风，于是有发热自汗之证。故近日桂枝汤方独于夏令为宜也。"意思就是说夏天的时候我们的毛孔都是张开的，这时候大家又喜欢开着窗户睡觉，特别容易受风着凉，即所谓"中风"。这时候用桂枝汤治疗效果非常显著。

某年夏天，曹先生的一个同乡生病了。原来是因为这位同乡很怕热，大夏天的临窗而卧，睡得一身大汗。结果夜里起风了，一不小心受了凉。半夜里，越睡越觉得冷，赶紧起来扯了一床被子盖上，可是还是觉得冷，而且冷感不断加剧。结果第二天早上发烧了，虽然头上有汗，手脚心有汗，但是背上没汗。

于是同乡找到曹先生，他就开了桂枝汤：桂枝 9 克，白芍 9 克，甘草 3 克，生姜 3 片，大枣 3 枚。用的是桂枝汤原方。又过了很久，这位同乡因为生别的病再次来就诊。看到曹先生的时候说："前次服药后，汗出不少，病遂告瘥。药力何其峻也？"意思说，上次我就感个冒，您到底是给我下了多峻猛的药啊，让我出了一身汗，病立刻就好了。曹先生也就淡淡地笑笑，啥话也没说，心里想："安知此方乃吾轻剂乎？"

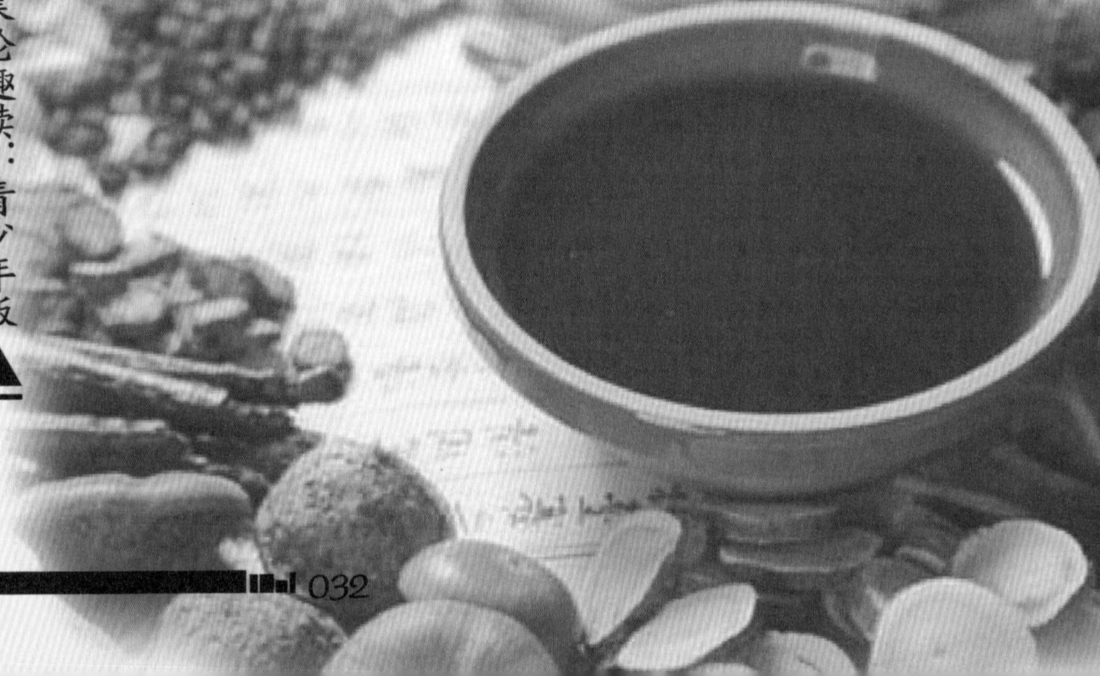

太阳伤寒证——“伤寒正局”麻黄汤

第三十五条：太阳病，头痛发热，身疼腰痛，骨节疼痛，恶风，无汗而喘者，麻黄汤主之。

译文：太阳伤寒证，会出现头痛、发热、身痛，腰痛，骨关节疼痛，怕风、无汗、气喘等症状，可以用麻黄汤进行治疗。

解惑

“伤寒正局”是什么意思?

“伤寒”是外感风寒，是指风寒，侧重于寒邪。“正局”两个字，相当于我们现在讲的典型。那就是说外感风寒最典型的，伤寒最典型的基础病机，最有代表性的。古人没有这种代表性，典型性这些名词。它叫“正局”，指最标准的。

第五十一条：脉浮者，病在表，可发汗，宜麻黄汤。

译文：脉象浮浅，表示体表有寒邪侵犯，可以用发汗的方法来治疗，适合用麻黄汤。

解惑

脉浮就一定要用麻黄汤吗?

脉浮确定病位在体表，选择了发汗的方法来治疗，然后可以对具有发汗作用的方剂进行选择。如果脉浮紧（浮指脉象表浅，紧指脉象按上去绷急如绳索），提示太阳伤寒表实证，可以用麻黄汤；如果脉浮缓（缓指脉象缓慢），提示太阳中风表虚证，就要使用桂枝汤。

第五十二条：脉浮而数者，可发汗，宜麻黄汤。

译文：脉象浮浅而搏动快速的，可用发汗的方法治疗，适合用麻黄汤。

第五十五条：伤寒脉浮紧，不发汗，因致衄者，麻黄汤主之。

译文：太阳伤寒，脉象浮紧，没有及时用发汗的方法治疗，结果导致患者鼻出血的，仍可以用麻黄汤治疗。

解惑

伤寒病没有及时发汗为什么会鼻出血?

伤寒出现脉浮紧、无汗、发热等，应当用发汗的方法来祛散体表的寒邪，但是没有及时发汗，体内聚集大量阳气，聚而升热，引起鼻黏膜破裂，出现鼻出血。此时仍要用发汗的方法增强祛邪的程度。

麻黄汤

麻黄三两，去节　　桂枝二两，去皮

甘草一两，炙　　杏仁七十个，去皮尖

上四味，以水九升，先煮麻黄，减二升，去上沫，内诸药，煮取二升半，去滓，温服八合。覆取微似汗，不须啜粥，余如桂枝法将息。

用法译文：以上四味药，加水九升，先煮麻黄，减掉两升，去掉液面上的泡沫，加入其他药物，煮好取两升半，滤掉药渣，趁热喝八合，盖着被子捂出一点汗，不需要喝热稀粥，其他的调护方法与桂枝汤的相同。

方解：

麻黄汤是发汗的峻剂，也是治疗太阳伤寒证的主方。

麻黄，辛温发汗、宣肺平喘；桂枝，辛温通阳、祛风解肌，与麻黄相配，发汗解表的力量更强，可以祛散在表的寒邪；杏仁，宣降肺气，与麻黄相配，能增强宣肺平喘的作用，用治气喘；甘草，调和诸药，能防止发汗太过而损伤人体的正气。

简单来说，麻黄能够宣通毛孔，桂枝作用于肌肉，协同配合来发汗，用杏仁降气平喘，用少量炙甘草作为发汗后的善后之药。

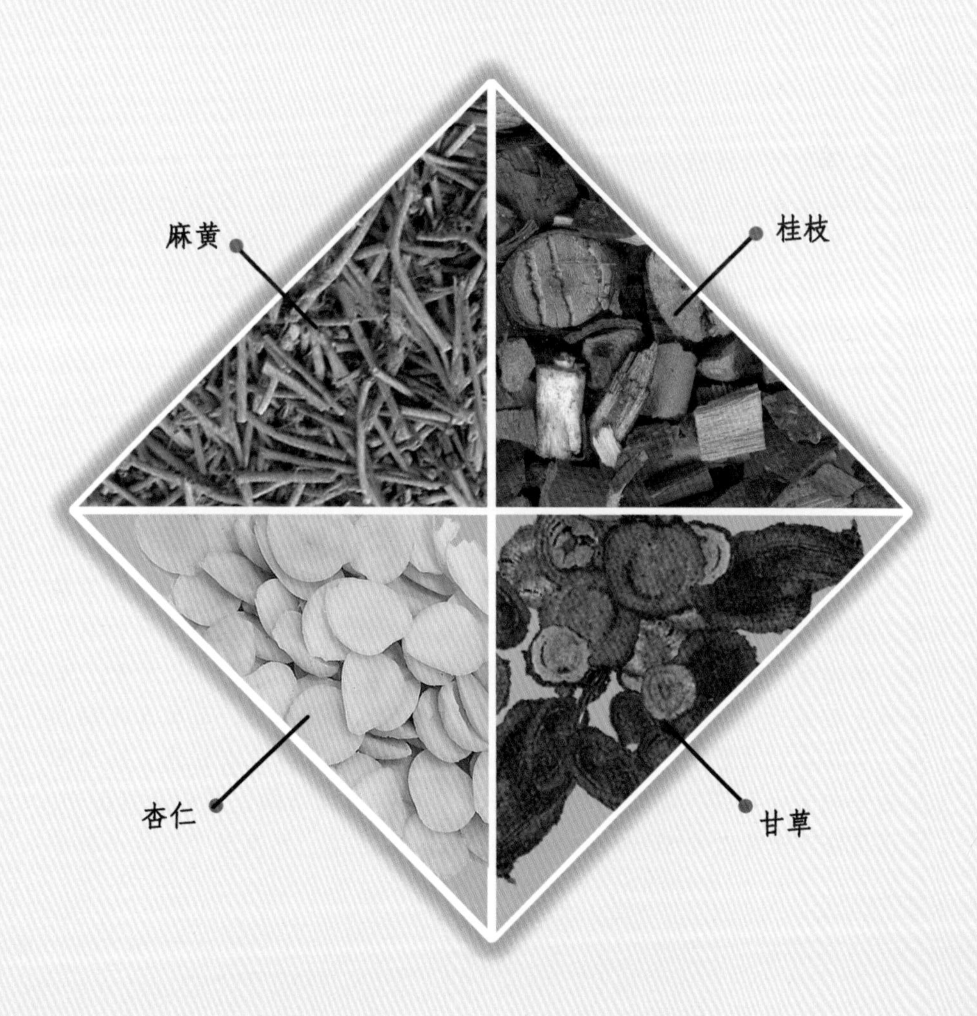

解惑

麻黄汤煎煮时为什么要“先煮麻黄，去上沫”？

古代使用麻黄，多为医生新近采收，辛温的性质比较烈，服用后容易引起心率加快而发生心烦心悸等。先煮麻黄并去掉上层泡沫，目的在于减轻辛温燥烈的药性，减少副作用。现代药店的麻黄多使用炙麻黄，并且放置时间较久，辛温燥烈的药性减弱，所以不必先煮。

故事

郓铁樵用麻黄汤冒险救子

之前介绍的桂枝汤是一个比较温和的方子，而麻黄汤由于药力比较峻猛，好多医生虽然知道该用麻黄汤，但是也常常不敢用。在二十世纪初的时候，有一个很有名的医生，叫郓铁樵，刚开始的时候从事的是文艺创作，正当他事业有成时，他的三个孩子陆续因为伤寒而夭折。这个时候他本人也粗懂中医，知道自己的孩子患的是伤寒病，但是由于他不是医生，没有临床经验，不敢给自己的孩子用药。因此当医生来看病的时候，就给医生建议商讨，但是医生从来就不听他的意见。因为当时受温病派的影响，全国没有几个医生敢用麻黄汤，所以郓铁樵只有眼睁睁的看着自己的孩子相继死亡，非常的痛苦。于是他开始深入的研究《伤寒论》，一年以后，第四个孩子又患上了伤寒病，出现了发热、气喘、身上没有汗。很显然是太阳伤寒证，请来的医生，同样不敢用这个麻黄汤。他就在那里踌躇，看着自己的孩子服了医生的药之后发热和气喘越来越厉害，他彻夜不眠。焦虑了一夜，第二天就果断地开了麻黄汤。他给自己的太太说：“三个孩子都死于伤寒了，今天这个孩子又得了同样的毛病，医生又无能为力，与其坐以待毙，不如试试咱们自己开的药。”夫人没有说话，他立即给孩子配了一副药，吃了一副，孩子的皮肤就开始湿润，但是没有出汗，症状减轻，于是又吃了一副，结果气喘马上就平了，热也退了，这个孩子就这么救过来了。

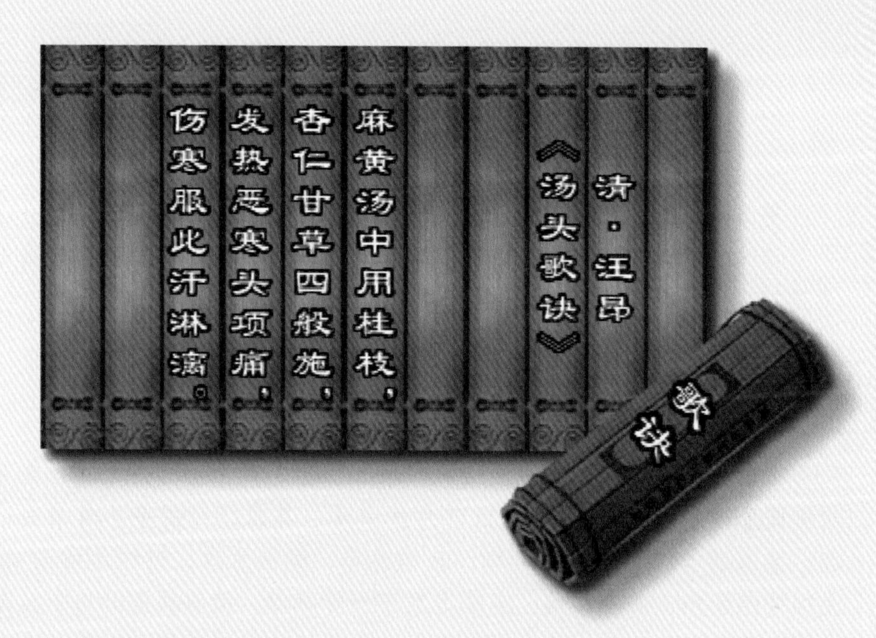
清·汪昂
《汤头歌诀》
麻黄汤中用桂枝，
杏仁甘草四般施，
发热恶寒头项痛，
伤寒服此汗淋漓。
歌诀

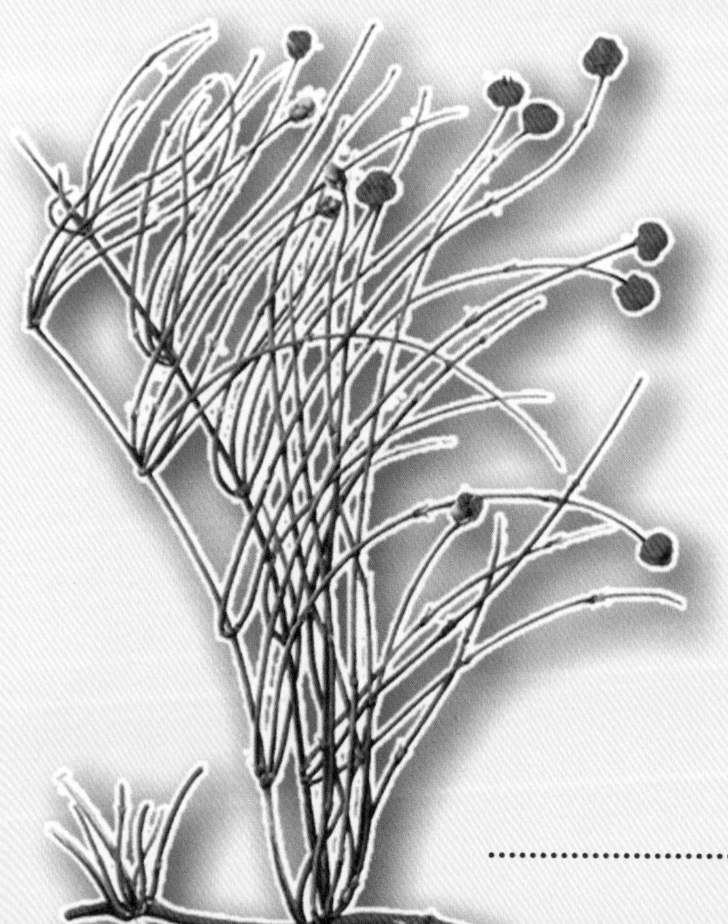

“颈背僵硬”——葛根汤

第三十一条：太阳病，项背强几几，无汗恶风，葛根汤主之。

译文：太阳病，项背部僵硬不灵活，体表无汗、怕风，用葛根汤治疗。

解惑

“项背强几几”指的是？在用药时为什么加入了葛根？

从后头部一直到后背部、腰骶部的拘急感、疼痛感、倦怠感，都可以看做是“项背强几几”。从中医学角度来看，葛根味甘微辛，气清香，性凉，主入脾胃经，有发表解肌，升阳透疹，解热生津，舒经活络的功效，主治外感发热，头项强痛、麻疹透发不畅等病症。清代医家叶天士认为诸痹皆起于气血不流通，葛根辛甘和散，气血活、诸痹自愈也。葛根味辛能够发散瘀滞，且能调和气血，能治愈各种关节疼痛、肩背颈项疼痛。通则不痛，葛根的治疗效果很好。

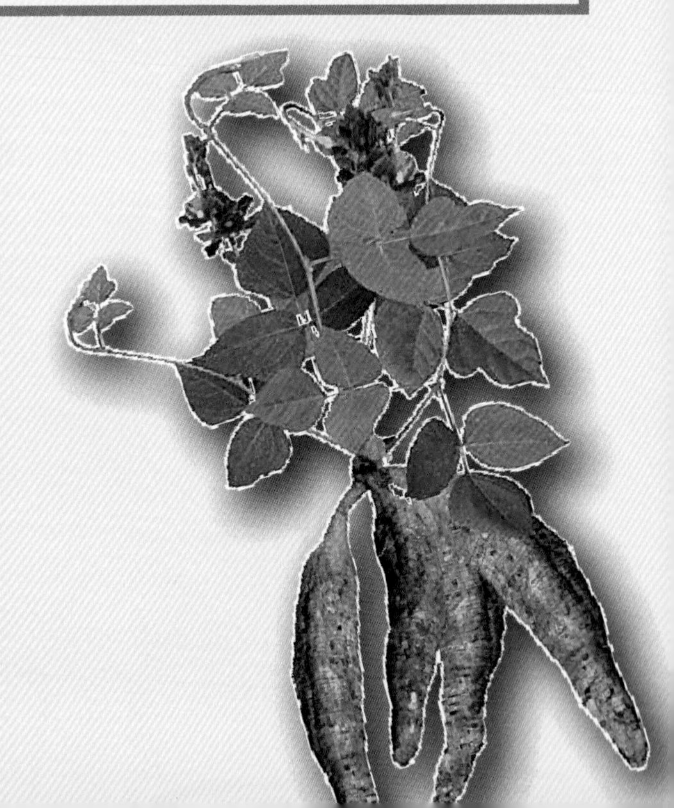

葛根汤

葛根四两　　麻黄三两，去节
桂枝二两，去皮　　生姜三两，切
甘草二两，炙　　芍药二两
大枣十二枚，擘

上七味，以水一斗，先煮麻黄、葛根，减二升，去白沫，内诸药，煮取三升，去滓，温服一升。覆取微似汗，余如桂枝法将息及禁忌。诸汤皆仿此。

用法译文：以上七味药，加水一斗，先煮麻黄、葛根，损耗两升，去掉液面的泡沫，加入其他药物，煮好取三升，滤掉药渣，趁热喝一升。盖好被子捂出一点汗，其余注意事项与桂枝汤的调护与禁忌相同。其他发汗的方剂在使用时也可以参照。

方解：

葛根汤从组成上看是桂枝汤原方加上葛根、麻黄两味药，从剂量上看桂枝和芍药由原来的“三两”变为“二两”，说明有减量使用。太阳病如果出现项背僵硬不舒，出现恶风，只要有汗出就要在桂枝汤基础上加葛根，无汗的时候才需要加麻黄。

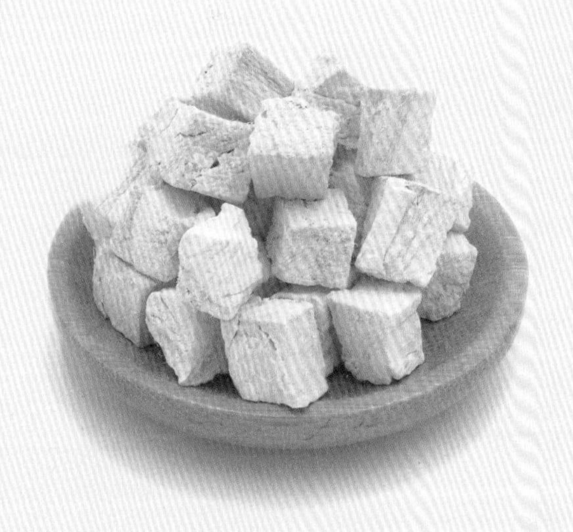

葛根能宣通经络，生津升阳，用于治疗项背僵硬，再加麻黄能发汗祛邪。本方用治表证无汗且伴有项背僵硬。此外，本方的服药方法还是遵照桂枝汤的服用方法，服药之后喝热稀粥，盖被子睡一会儿，汗出则病解。

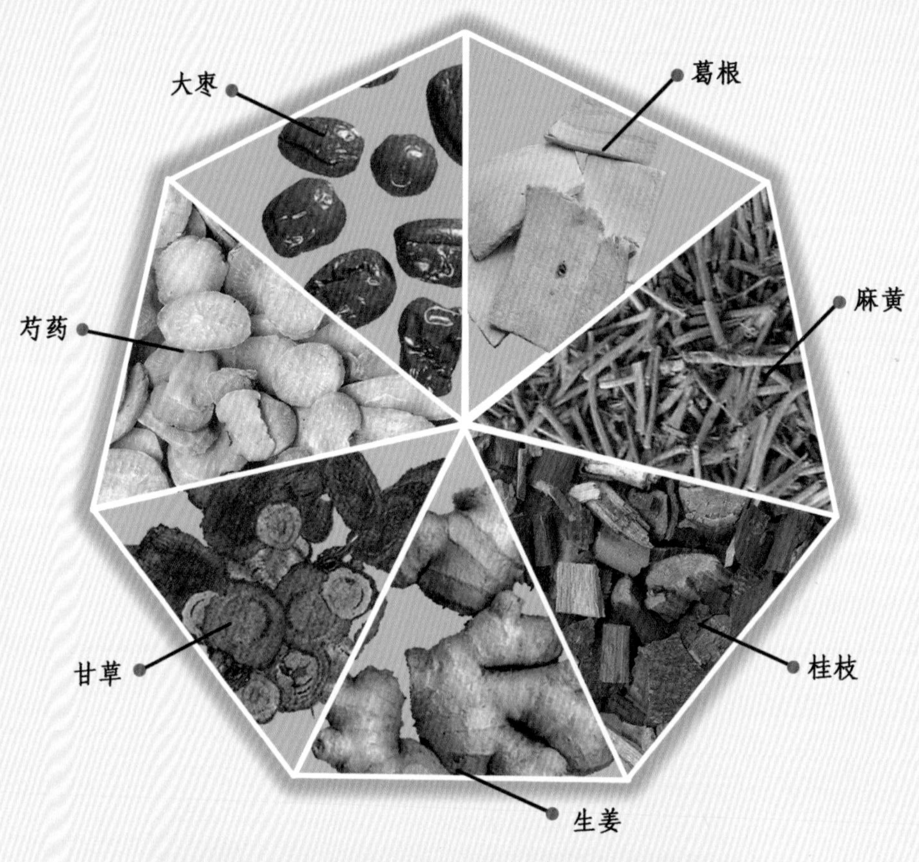
大枣
葛根
芍药
麻黄
甘草
桂枝
生姜

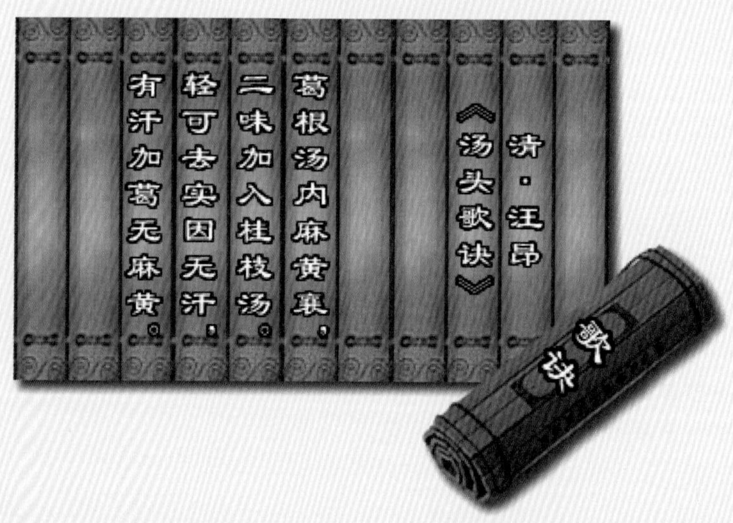
清·汪昂
《汤头歌诀》
葛根汤内麻黄襄，
二味加入桂枝汤。
轻可去实因无汗，
有汗加葛无麻黄。
歌诀

“寒包火”——大青龙汤

第三十八条：太阳中风，脉浮紧，发热恶寒，身疼痛，不汗出而烦躁者，大青龙汤主之。若脉微弱，汗出恶风者，不可服也。服之则厥逆，筋惕肉瞤，此为逆也。

译文：太阳中风证，脉象表现为浮紧，发热、怕冷，身体疼痛，无汗且烦躁不安，要用大青龙汤治疗；如果脉象微弱，出汗、怕风，则不能用大青龙汤治疗。如果服用就会出现四肢冰凉、筋肉跳动不宁，这是错误治疗引起的。

第三十九条：伤寒脉浮缓，身不疼，但重，乍有轻时，无少阴证者，大青龙汤发之。

译文：太阳伤寒，脉搏浮浅缓慢，身上也不疼，只是觉得身上很重，有时会缓解，没有少阴病的证候，这时要用大青龙汤来发汗治疗。

解惑

大、小青龙汤方名的来历？

龙在古代是负责下雨的神兽，对人体能够起到下雨作用的就是发汗药，所以命名为“龙”，即说明是用来发汗的方子。青指青色，青龙汤中麻黄为青色，麻黄发汗力量又很强。服用大青龙汤药后汗出表解，热除烦解，犹如龙升雨降，郁热顿除，故名大青龙汤。小青龙汤也有发汗作用，但是发汗力度没有大青龙猛，两方均起源于麻黄汤，在组成和剂量上都进行了调整。

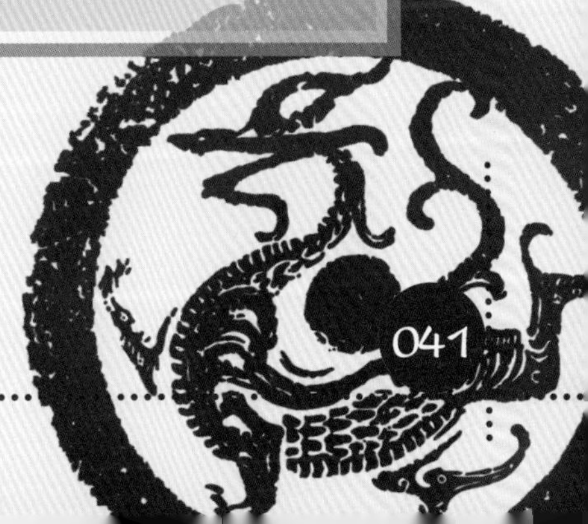

大青龙汤方

麻黄六两，去节　　桂枝二两，去皮
甘草二两，炙　　杏仁四十枚，去皮尖
生姜三两，切　　大枣十枚，擘
石膏如鸡子大，碎

上七味，以水九升，先煮麻黄，减二升，去上沫，内诸药，煮取三升，去滓，温服一升，取微似汗。汗出多者，温粉粉之。一服汗者，停后服。若复服，汗多亡阳遂虚，恶风烦躁，不得眠也。

用法译文：以上七味药，加水九升，先煮麻黄，减去两升，去掉液面上的泡沫，加入其他的药物，煮好取三升，滤掉药渣，趁热喝一升，以服药后微微汗出为度。汗出较多的人，用炒热的米粉扑在身上吸汗。喝一次就出汗的人，则不必继续喝药；如果反复多次喝药，汗出过度会导致阳气流失过多而身体虚弱，会出现怕风、烦躁、睡不着觉。

方解：

大青龙汤是麻黄汤倍用麻黄，加石膏、生姜、大枣而成，所治证候有三个方面，表不解、津液虚、伴轻微里热，性质属于外寒里热，表里同病，故用大青龙汤重在发汗散寒兼以清热除烦。

麻黄，辛温发汗以散表寒，用量加重而药力更猛；石膏，辛寒以清里热，麻黄与石膏配伍既可使郁热邪气向外透解，又能防止石膏寒凉伤胃；甘草、大枣，调和脾胃，以资汗源。

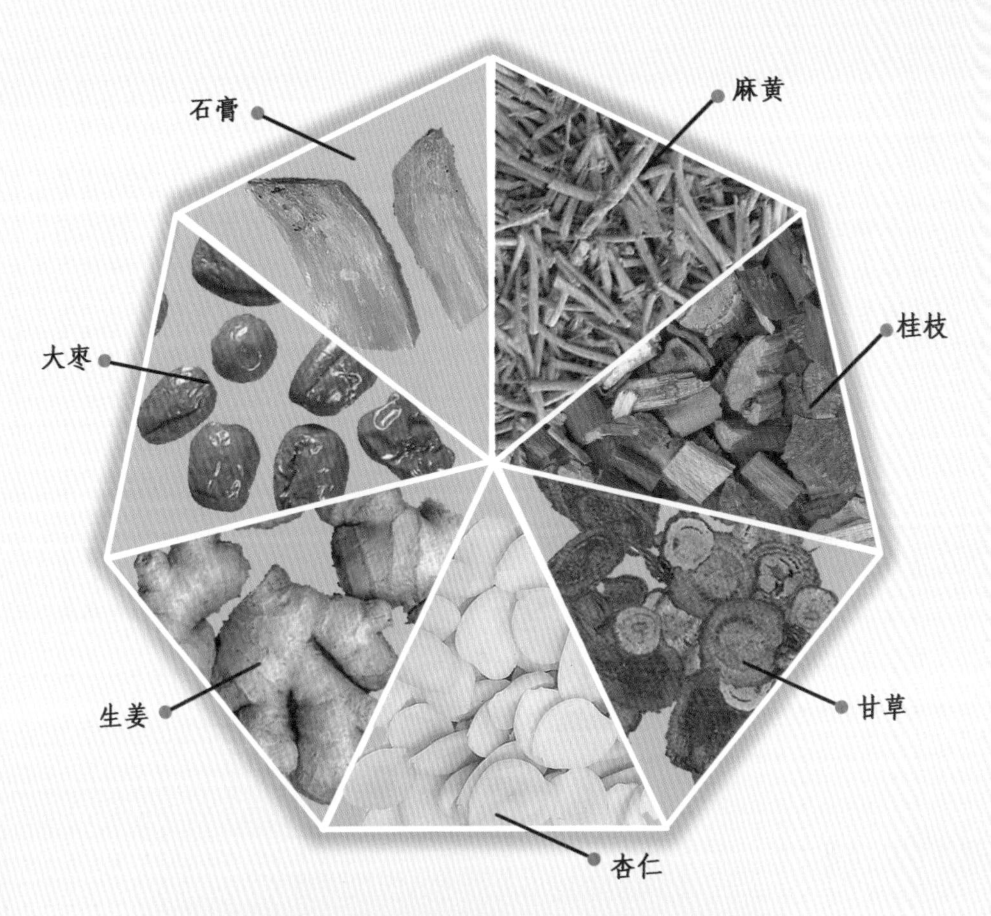
石膏
麻黄
大枣
桂枝
生姜
甘草
杏仁

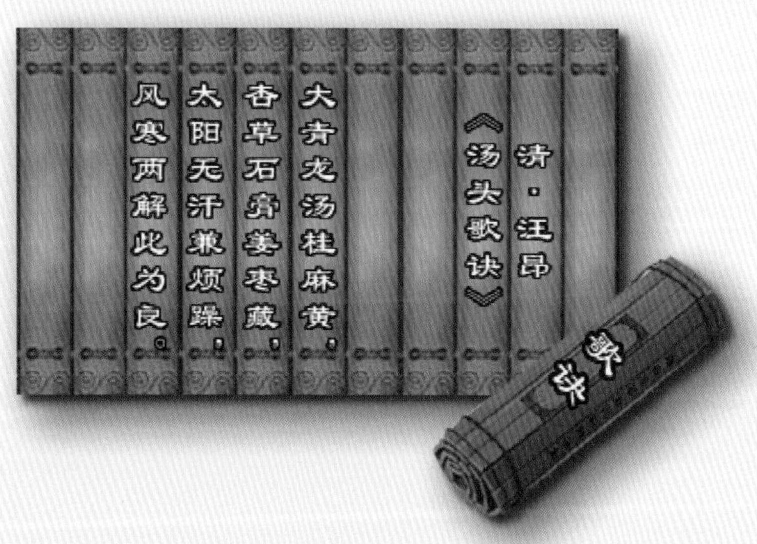
清·汪昂
《汤头歌诀》
大青龙汤桂麻黄，
杏草石膏姜枣藏，
太阳无汗兼烦躁，
风寒两解此为良。
歌诀

贴士

青龙白虎玄武朱雀四神兽汤名称的由来

青龙、白虎、朱雀、玄武，在古代又称“四象”，为中国古代神话中主宰四方的神灵，分别代表东、西、南、北四个方向，东之青龙、西之白虎、南之朱雀、北之玄武，直至两汉时期才被道教吸收为“四灵神君”，成为主宰四方的神灵。四大神兽被赋予了不同的意义。

青龙代表东方，五行属木，其色为青，为春季，性温，其气主升；

白虎代表西方，五行属金，其色为白、为秋季，性凉，其气主降；

玄武代表北方，五行属水，其色为黑、为冬季，性寒，其气主藏；

朱雀代表南方，五行属火，其色为红，为夏季，性热，其气热散。

成书于东汉时期的《伤寒论》受其影响，引入青龙汤、白虎汤、朱雀汤、玄武汤的概念，以方剂功效来看，青龙汤主升解，白虎汤主清降，玄武汤主行水，朱雀汤随《伤寒杂病论》原书丢失，存在争议，认为应当是解南方炎夏之热方。

贴士

名医胡希恕用大青龙汤治愈肺炎

大青龙汤是治疗太阳病的一个发汗方剂，这个方剂的适应证患者出现恶寒非常厉害，所以在临床上应用是无汗、恶寒特别重，如果症状没有烦躁，就可以用葛根汤；如果患者出现烦躁口干，出现了内热表现，就要用大青龙汤，因为大青龙汤中有石膏，可以清泻里热。

有一年，胡希恕老先生得了肺炎，症状就是恶寒特别重，他给自己开了方子，一开始没用大青龙汤，用的是葛根汤加石膏，吃了这个药热退了，但第二天又发热，这么反复了两三天，最后还是用大青龙汤才治好了肺炎。大青龙汤中麻黄用量较大，发汗力强，又有石膏清泄里热，实际就是针对“表寒里热”的大青龙汤证。其实要是开始就服用大青龙汤，就不会反复发作。

“寒包水”——小青龙汤

第四十条：伤寒表不解，心下有水气，干呕发热而咳，或渴，或利，或噎，或小便不利，少腹满，或喘者，小青龙汤主之。

译文：寒邪侵犯机体的表证一直未能解除，胃脘部有水饮停留，患者干呕、发热、咳嗽，或有口渴，或有腹泻，或有噎塞，或有小便不利及小腹饱胀，或有气喘等，可以用小青龙汤治疗。

第四十一条：伤寒心下有水气，咳而微喘，发热不渴。服汤已渴者，此寒去欲解也，小青龙汤主之。

译文：寒邪侵犯，水饮停聚在胃脘部，出现咳嗽、轻度气喘、发热、不觉口渴等症状，可以用小青龙汤治疗。若服小青龙汤后觉得口渴的，是寒邪将要离开体内的信号，也是疾病将要痊愈的征象。

小青龙汤

麻黄去节

芍药　细辛　干姜　甘草（炙）　桂枝　各三两，去皮

五味子半升　半夏半升，洗

上八味，以水一斗，先煮麻黄，减二升，去上沫，内诸药，煮取三升，去滓，温服一升。

用法译文：以上八味药，加水一斗，先煮麻黄，减少两升，去掉液面上的泡沫，加入其他药物，煮好取三升，滤掉药渣，趁热喝一升。

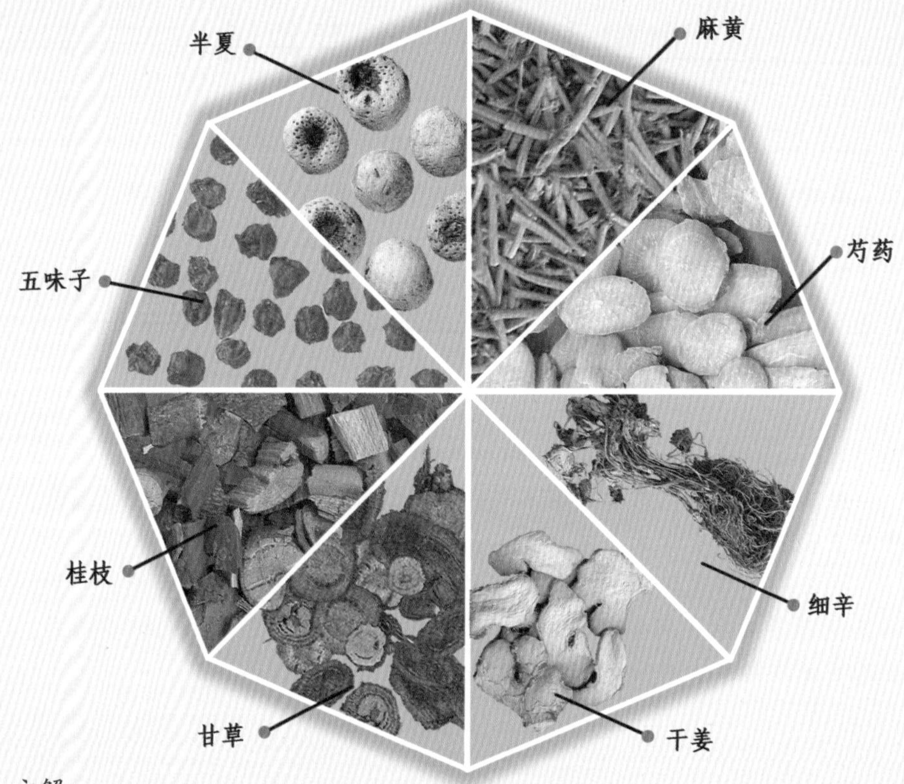

方解：

小青龙汤为表里双解的方剂，治疗外有寒邪内有水饮内停之证，其治疗重在温化水饮。

麻黄，发汗解表、宣肺平喘，配桂枝加强发汗的作用；桂枝和芍药，调和营卫；干姜、细辛，温散寒饮；半夏，降逆去痰；五味子，敛肺止咳，防止肺气耗散太多；甘草，调和诸药。

解惑

什么是“寒包火”“寒包水”？

大青龙汤用于治疗表寒里热证，也就是外有寒邪侵袭体表，里有热证，故俗称“寒包火”；小青龙汤用于治疗表寒里饮证，也就是外有寒邪，内有水饮的停聚，故又称为“寒包水”，大青龙汤和小青龙汤，一个“寒包火”，一个“寒包水”，一火一水。

故事

名医朱阜山用小青龙汤治外感咳嗽

民国时期，有一位叫朱阜山的名医曾收治过一个六岁的孩子。这个孩子的家境不好，小小年纪就随着祖父出海捕鱼，当时正是十一月下旬，又是在夜里，孩子感受了风寒，出现咳嗽痰多、恶寒。孩子病的很严重，于是找了一位医生看病，医生给孩子开了旋覆代赭汤治疗，喝药之后孩子的咳嗽止住了，但是出现声音嘶哑，涎壅痰鸣，气急鼻煽，烦躁不安。他的家人于是找到朱阜山诊病，于是开了小青龙汤原方，桂枝 3g，白芍 15g，仙半夏 15g，干姜 3g，北细辛 3g，炙麻黄 3g，炙甘草 3g，五味子 3g。服用了一剂药而咳喘平，又服了一剂，咳嗽痰多就得到了缓解。

本案为外寒内饮咳嗽证。时届冬月下旬，又值夜间，孩子患感冒风寒，第一位医生不详审病因，错用了旋覆代赭汤以治咳嗽，导致风寒之邪，为降逆补虚之药所遏，故患者病情加重，肺气不利，出现声音嘶哑、气急鼻煽、涎壅痰鸣、肺气失宣、心烦不安、大小便不利之危候。值此危急之际，一误不可再误，必须治以温散肺寒，化痰降逆，于是使用小青龙汤原方治疗。病随药解，故一剂而喘平，再剂而咳嗽咯痰就缓解了。

清·汪昂
《汤头歌诀》
小青龙汤治水气，
喘咳呕哕渴利慰。
姜桂麻黄芍药甘，
细辛半夏兼五味。
歌诀

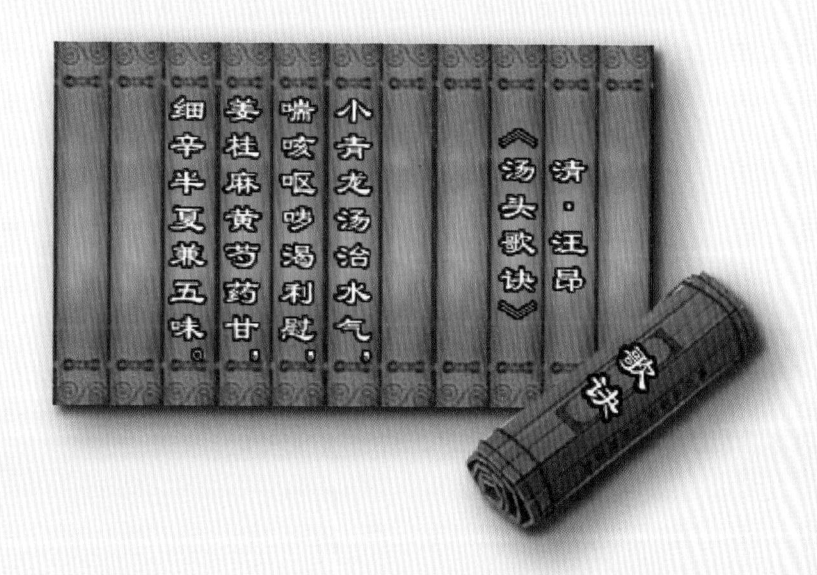

太阳蓄水证——五苓散

第七十一条：太阳病，发汗后，大汗出，胃中干，烦躁不得眠，欲得饮水者，少少与饮之，令胃气和则愈。若脉浮，小便不利，微热消渴者，五苓散主之。

译文：太阳表证，使用发汗法，患者汗出很多，会使津液受到损伤，导致胃中津液不足，出现烦躁不安难以入睡，如果想要喝水，可以给予少量的水，使胃津恢复胃气调和，就可以痊愈。如果汗后出现脉象浮浅、小便不通畅、低热、口渴喜饮水，应当用五苓散治疗。

第七十二条：发汗已，脉浮数，烦渴者，五苓散主之。

译文：使用发汗药发汗之后，患者出现脉搏浮浅快速、烦躁口渴等表现，可以用五苓散治疗。

第七十四条：中风发热，六七日不解而烦，有表里证，渴欲饮水，水入则吐者，名曰水逆，五苓散主之。

译文：太阳中风证发热，经过六七天都不解除，患者心烦不安，表证和里证都出现了，若出现口渴总想喝水，但是水一喝下去就吐出来，这叫水逆，用五苓散治疗。

解惑

什么是“水逆”？

“水逆”是患者虽然感到口渴，但是却出现一喝水就吐出来，这是因为水液无法下行，反而逆向吐出，故称为“水逆”。

第一百五十六条：本以下之，故心下痞，与泻心汤。痞不解，其人渴而口燥烦，小便不利者，五苓散主之。

译文：因为误用攻下药，造成胃脘部满闷不舒服，用泻心汤治疗。痞闷没有明显缓解，患者出现口渴、口舌干燥、心烦、小便不通畅，用五苓散治疗。

解惑

"蓄水证"指的是什么?

"蓄水证"就是指五苓散证，是由于太阳表证没有解除，而太阳经与膀胱联系，会影响膀胱的气化功能，水液停留在膀胱。患者表现为膀胱部位的急结胀满，膀胱充盈，并且伴小便不利，类似于现代医学的尿潴留。

五苓散方

猪苓十八铢，去皮　　泽泻一两六铢

白术十八铢　　茯苓十八铢

桂枝半两，去皮

上五味，捣为散，以白饮和服方寸匕，日三服。多饮暖水，汗出愈，如法将息。

用法译文：以上五味药，捣细成散，用米汤调和后喝一小勺，一天喝三次。多喝热水，出了汗就好了，按照发汗法后的要求调理。

方解：

五苓散是治疗“太阳蓄水证”的代表方，由于太阳表证未解，内传以致膀胱气化不利。

泽泻，利水渗湿；茯苓、猪苓，增强祛除水饮之功；白术，健脾气而运化水湿；桂枝，既能外解表邪，又能通阳化气。

患者服药后多喝热水，能够助药力发汗，祛邪外出，共同发挥化气利水、通里达表的功效。本方表里同治，但重在化气利水，只要是膀胱功能失常、水蓄不化，出现小便不利者，都可加减使用。

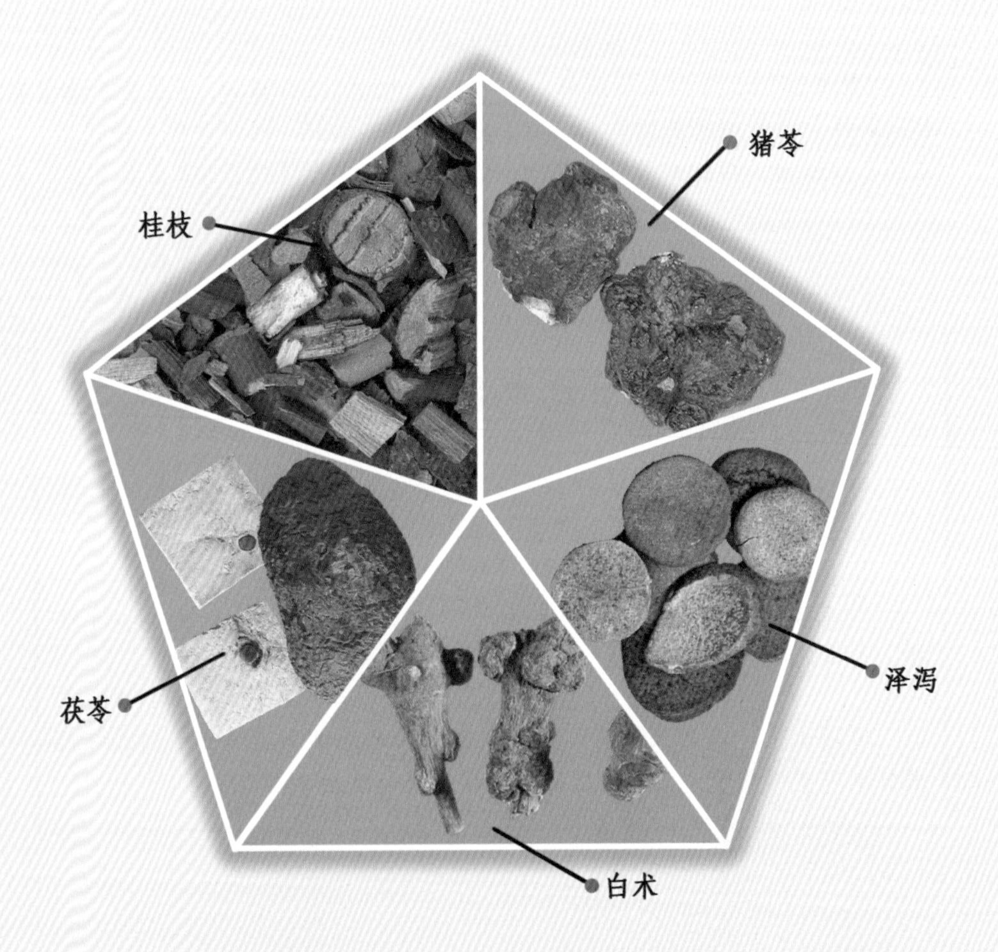

故事

名中医俞长荣用五苓散治疗蓄水证

有一位程姓患者，证见高热口渴，谵语不眠，小便短赤，脉浮洪大。家人请俞长荣医生进行诊治，连续给大剂量的人参白虎汤三剂，不但症状没有减轻，口渴反而增剧。俞医生平素一直遵守家训，其父曾提到:《伤寒论》中的方子治病效果非常显著，但用之不当，祸亦不浅。凡伤寒用药逾三剂而病不减者，就要退让高明，万勿固执己见，贻误患者。故而俞家先祖有“伤寒不过三”遗训，因此俞医生向病家告辞，让他们去请别的医生。可是患者家属苦苦挽留，非常诚恳，使他难以推却。正踌躇间，正巧邻居程某来访，自称其不知医理，但是听说同乡有一位前辈曾治过一例患者，出现口渴喜热饮，后用桂枝附子之类的方子。俞医生听后猛然大悟，急问患者，喜欢喝热水吗？患者回答：喜欢喝热水，即使杯子摸上去烫手，也一饮而尽。再仔细观察舌象，舌质红无苔而滑。仔细一想，患者脉浮洪大，并且有发热，虽然症状类似白虎汤，但口渴喜热饮不是白虎汤所治疗的证候。这是由于体内无根之火向上浮越，故口渴喜热，舌红而滑；虚火扰及神明，故谵语；火不归位，膀胱气化失职，故小便短赤。当按膀胱蓄水证治之。选用五苓散改成了汤剂，桂枝用肉桂以引火归原(每剂用桂八分研末，分两次冲服)。仅两剂，热退口也不渴了，小便清利。后调理半月，身体逐步恢复。

清·汪昂
《汤头歌诀》
五苓散治太阳腑，
白术泽泻猪茯苓，
膀胱化气添官桂，
利便消暑烦渴清。
歌诀

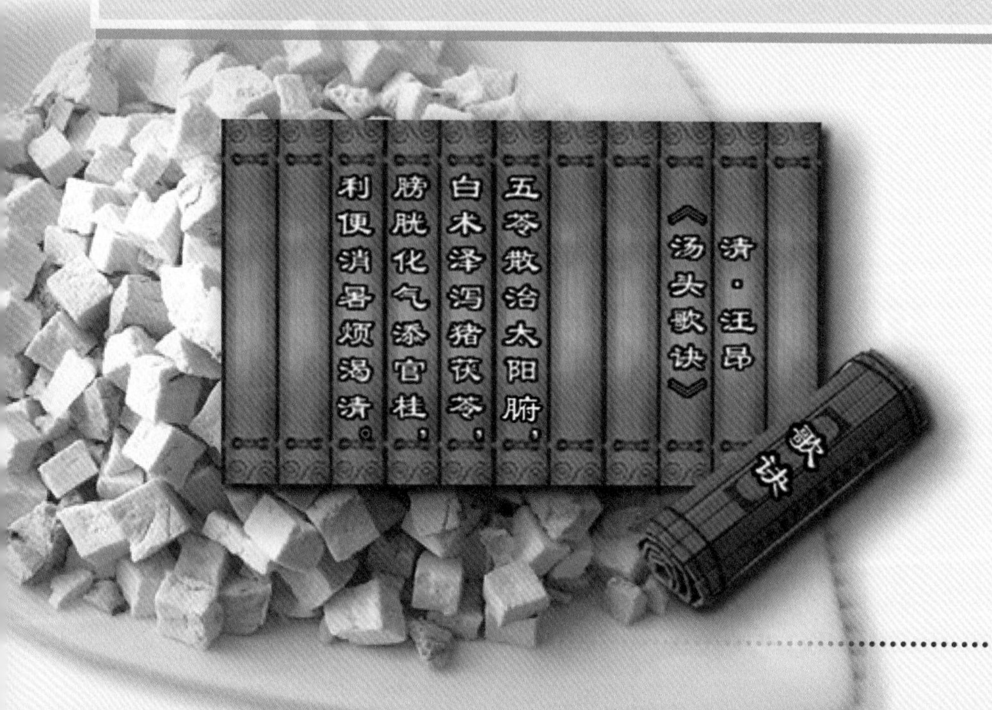

“肺热咳喘”——麻黄杏仁甘草石膏汤

第六十三条：发汗后，不可更行桂枝汤，汗出而喘，无大热者，可与麻黄杏仁甘草石膏汤。

译文：发汗以后不能再用桂枝汤，如果出现汗出并有气喘，没有明显高热的，可以用麻黄杏仁甘草石膏汤进行治疗。

第一百六十二条：下后，不可更行桂枝汤，若汗出而喘，无大热者，可与麻黄杏仁甘草石膏汤。

译文：使用泻下的方法后，不能再用桂枝汤，如果出现汗出、气喘等症状，且无高热，可以用麻黄杏仁甘草石膏汤进行治疗。

麻黄杏仁甘草石膏汤方

麻黄四两，去节　　杏仁五十个，去皮尖
甘草二两，炙　　石膏半斤，碎，绵裹

上四味，以水七升，煮麻黄，减二升，去上沫，内诸药，煮取二升，去滓，温服一升。

用法译文：以上四味药，加水七升，煮麻黄，减少两升，去掉水面上的泡沫，加入其他药物，煮好取两升，滤掉药渣，趁热喝一升。

方解：

麻黄杏仁甘草石膏汤是治疗因邪热壅肺而引起的肺热咳喘的常用方。

麻黄，辛温以宣肺平喘；石膏，辛寒清肺中实热，用量倍于麻黄，可制约麻黄的辛温之性，宣肺平喘而不助热；杏仁，宣降肺气，与麻黄配伍以平喘；炙甘草，缓和药性，避免石膏损伤脾胃。

石膏
麻黄
甘草
杏仁
歌诀
《方剂学》
高等医药院校
第五版教材
麻杏甘草石膏汤，
四药组合有专长，
肺热壅盛气喘急，
辛凉疏泄此法良。

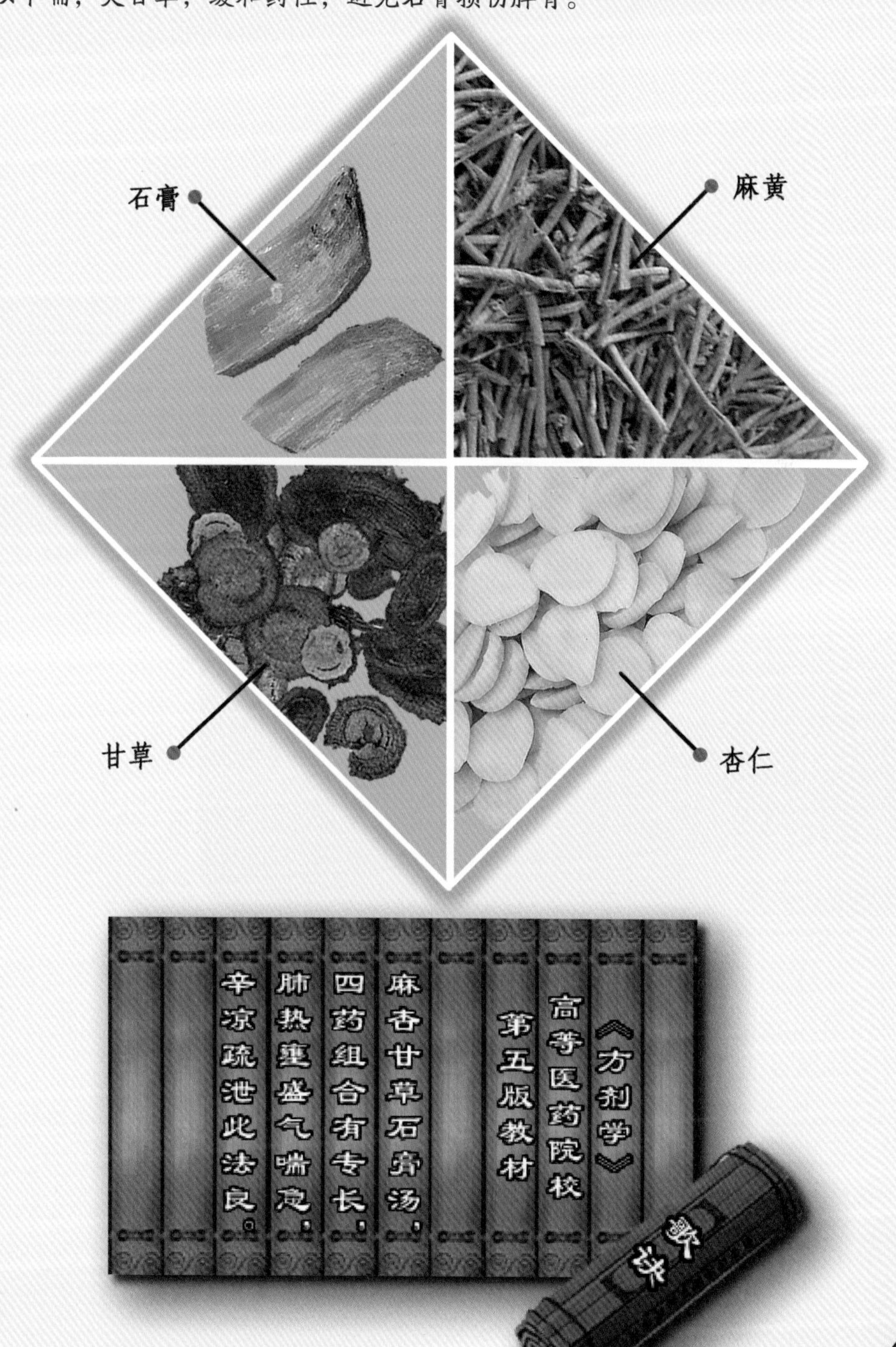

阳明病篇

阳明病在外感疾病病程中，通常见于外感病的邪热极盛阶段，病邪进一步发展影响胃肠，使胃肠功能失常，正邪斗争激烈而邪热极盛，是六经证治的第二阶段，以内热亢盛，津伤化燥成实为主要特点，一方面是胃肠的实热，另一方面是机体津液的损伤。一般而言，阳明病的性质为里、热、实证。

阳明病的常见症状

第一百八十条：阳明之为病，胃家实是也。

译文：阳明病的特点是胃肠有积滞、蓄积。

解惑

什么是“胃家实”？

“胃家”泛指胃肠系统。“实”指病证的性质，一般来说邪气盛就叫实证，以亢盛有余为特点。“胃家实”指整个胃肠受到邪热影响，燥热亢盛，大便内结。

第一百七十九条：问曰：病有太阳阳明，有正阳阳明，有少阳阳明，何谓也？答曰：太阳阳明者，脾约是也；正阳阳明者，胃家实也；少阳阳明者，发汗利小便已，胃中燥烦实，大便难是也。

译文：问：太阳阳明、正阳阳明、少阳阳明分别是什么意思？答：太阳阳明就是脾阳的运行被约束住了；正阳阳明就是肠胃里面有积滞，使肠胃不通畅；少阳阳明则是因为使用发汗药、利尿药之后津液丢失过多，肠胃内干燥、烦热、有积滞，大便难以解出。

解惑

原文中为什么会有三种阳明病?

阳明病的成因有三种：一是太阳病汗不得法或发汗不彻底，或误用催吐、攻下、利小便，损伤津液，导致病邪深入化燥成实，《伤寒论》称为太阳阳明；二是肠胃平素就有内热，或夹有宿食，病邪循经影响肠胃，化燥成实，并且肠胃不通，形成阳明腑实证，《伤寒论》称为正阳阳明；三是少阳病误用发汗、吐下、利小便等方法，耗伤津液，化燥成实，出现大便坚涩难解，《伤寒论》称为少阳阳明。

阳明病会有三种，也是反映了失治误治、患者体质、病程动态变化等对疾病的影响。

第一百八十一条：问曰：何缘得阳明病？答曰：太阳病，若发汗，若下，若利小便，此亡津液，胃中干燥，因转属阳明。不更衣，内实，大便难者，此名阳明也。

译文：问：阳明病是怎么得的？答：太阳病发生之后，如果见怕冷怕风用了发汗解表的药物，或者见发热高热给用了泻火通便的药物，或者见小便不畅而用了通利小便的药物，以上这些治疗方法都会导致体内津液的亏损，津液不足就会导致肠胃干燥，于是逐渐向阳明内热的方向发展。一旦长时间不解大便，或者肠道里面积满粪便却很难解出来，就形成了阳明病。

第一百八十五条：本太阳，初得病时，发其汗，汗先出不彻，因转属阳明也。伤寒发热，无汗，呕不能食，而反汗出濈濈然者，是转属阳明也。

译文：本来是太阳病，得病没多久，医生用了发汗的药物治疗，一开始汗出得不够彻底，于是就由太阳病转为阳明病了。本来着凉之后患者会有怕冷、发热、不出汗、作呕、吃不下等症状，发汗后反而开始频频出汗，也不怕冷了，这就是转为阳明病的标志。

第一百八十二条：问曰：阳明病外证云何？答曰：身热，汗自出，不恶寒，反恶热也。

译文：问：阳明病的外在表现有哪些？答：身上发热，自动流汗，不怕冷反怕热。

第一百八十三条：问曰：病有得之一日，不发热而恶寒者，何也？答曰：虽得之一日，恶寒将自罢，即自汗出而恶热也。

译文：问：有的人患阳明病一天了也没有发热，而且还怕冷，这是为什么呢？答：虽然阳明内热才一天，但是怕冷的症状很快就会消失，随之而来的是出汗和怕热。

第一百八十四条：问曰：恶寒何故自罢？答曰：阳明居中，主土也。万物所归，无所复传，始虽恶寒，二日自止，此为阳明病也。

译文：问：怕冷的症状为什么会自己消失呢？答：肠胃是位于人体的中部，被比喻为土地，是所有生物的归属地，终究还是复归于土地。患者刚开始虽然有怕冷的症状，但是第二天就自动消失了，转为自汗出而恶热的阳明里热证，这正是阳明病的特点。

第一百八十六条：伤寒三日，阳明脉大。

译文：伤寒三天后，阳明病的脉象表现为洪大有气势。

阳明病的治疗和代表方

阳明病可分为阳明热证和阳明实证两类，治疗方法主要有清热、攻下。本篇节选了部分有代表性的方剂与原文。

阳明热证，用白虎汤辛寒清热；阳明腑实证，可用苦寒攻下的三承气汤。此外，结合阳明病证易伤津引起肠燥的特点，还可使用麻子仁丸、蜜煎导方等以润肠通便。阳明病还有发黄证，湿热发黄选用茵陈蒿汤来治疗。

阳明经证——白虎汤

第一百七十六条：伤寒，脉浮滑，此以表有热，里有寒，白虎汤主之。

译文：着凉之后，患者脉象浮浅滑利，这是体表有热、体内也有热造成的，可以用白虎汤治疗。

第二百一十九条：三阳合病，腹满身重，难以转侧，口不仁，面垢，谵语，遗尿。发汗则谵语，下之则额上生汗，手足逆冷。若自汗出者，白虎汤主之。

译文：太阳病、阳明病和少阳病同时发作，出现腹部胀满、身体沉重、躺在床上侧身困难、口唇麻木、面容垢秽、狂言乱语、小便失禁等一系列症状。此时如果用发汗解表的方法治疗，则会加重谵语的症状（语言疯狂混乱）；如果用攻下的方法治疗，则会出现额头出冷汗、手脚冰凉等表现；如果未用药物而自行汗出不止的，可以选用白虎汤来治疗。

解惑

白虎汤方名的来历?

“白虎”在中国古代代表西方，中医学中西方又代表秋天。白虎汤的方名是说明人体热邪太盛时，犹如夏天暑热时刮来一阵清凉的秋风，暑热也随之消失。白虎汤具有清热作用，常用于治疗高热性疾病。

白虎汤

知母六两　　　　　　石膏一斤，碎

甘草二两，炙　　　　粳米六合

上四味，以水一斗，煮米熟，汤成去滓。温服一升，日三服。

用法译文：以上四味药，加水一斗，煮到粳米熟透，煮好后滤掉药渣，趁热喝一升，一天喝三次。

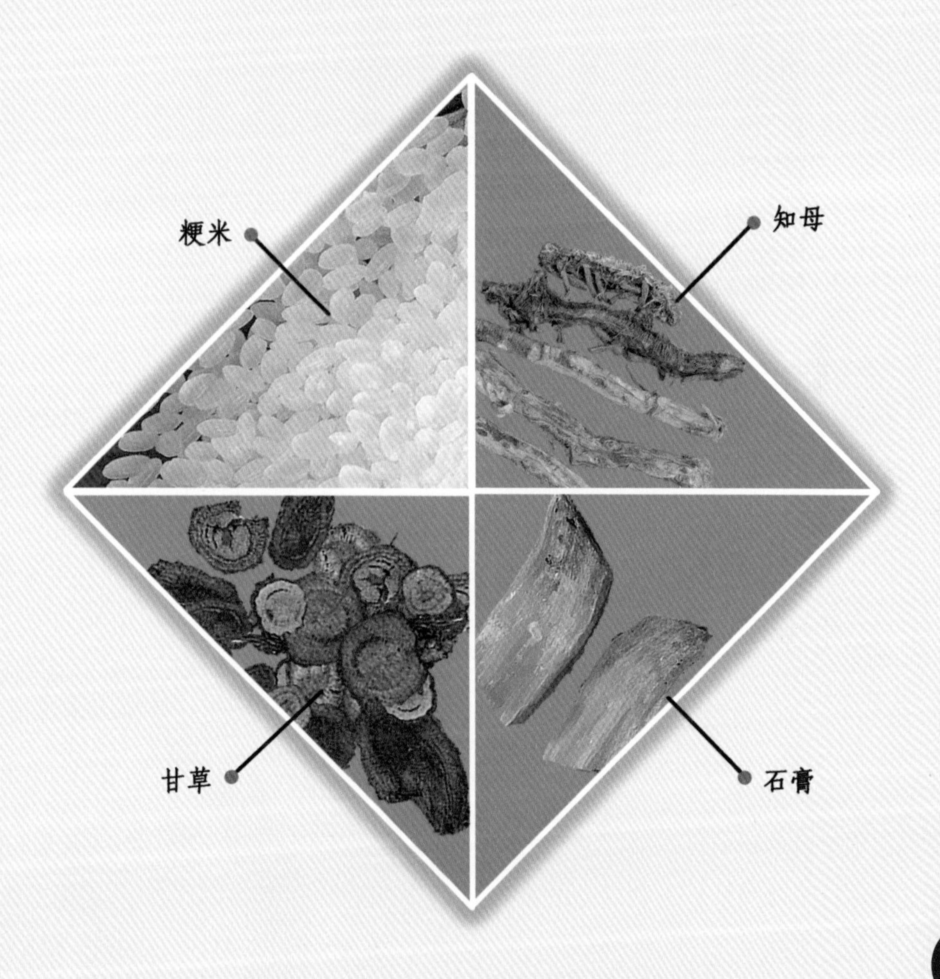

方解：

白虎汤是治疗阳明热证的主方，为解热退烧的经典名方，以白虎命名，比喻本方的解热作用迅速，像秋季凉爽的气息降临大地一样。

石膏，辛甘大寒，清泄热邪。知母，苦寒润滑，清热生津。以上两药配伍，清阳明燥热。甘草、粳米，益气和中，保护脾胃。以上药物同用，发挥清气泄热。生津润燥之功。

清·汪昂
《汤头歌诀》
白虎汤用石膏偎，
知母甘草粳米陪，
亦有加入人参者，
燥烦热渴舌生苔。
歌诀

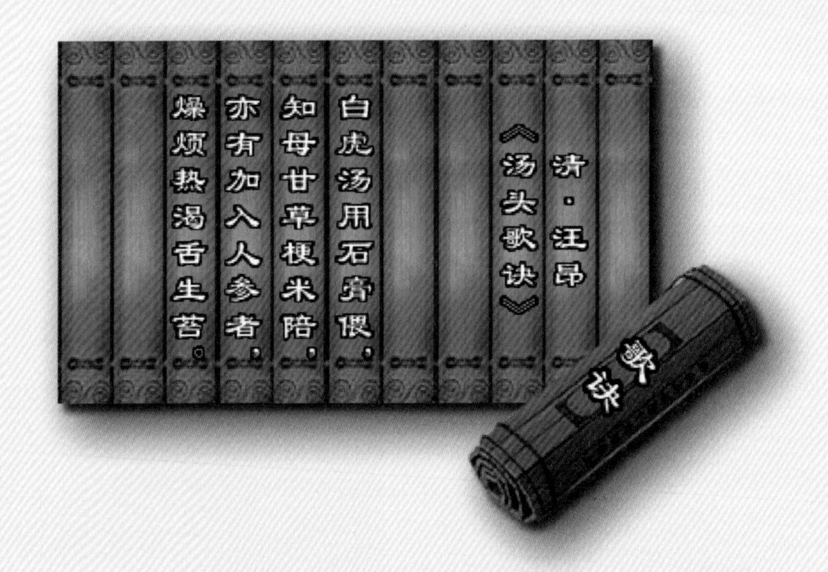

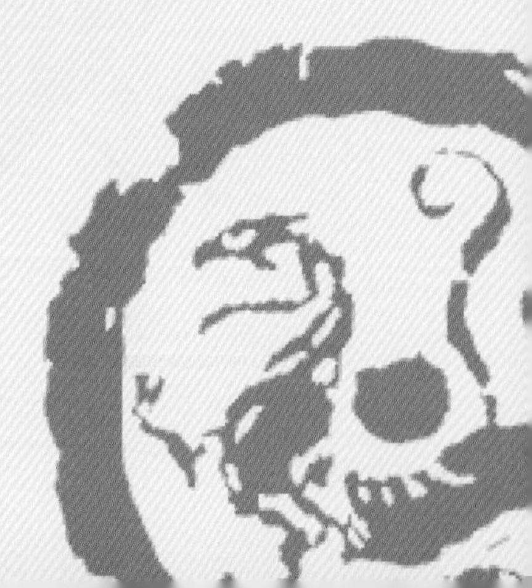

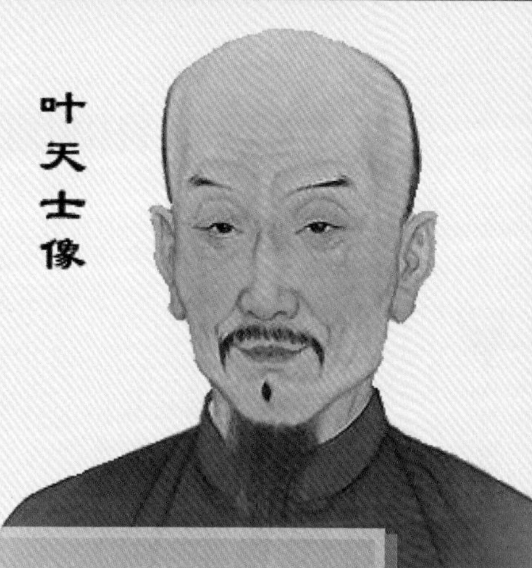

故事

叶天士与“白虎汤”

“若是他人母，定用白虎汤”是一句民间谚语。据说这句谚语的来历与清代苏州名医叶天士医治母病有关。

有一次，叶天士八十高龄的母亲患病，虽经他精心诊治，但仍未能治愈。叶天士由此忧心不已，日夜坐卧不安。他思来想去，母亲自从生病以来，一直高热不退，应当用白虎汤，可是病者偏偏是自己年迈的母亲，平常又体弱多病，这次所得的病又非一般，如果下重药的话，又怕母亲身体承受不了，只好以不寒不燥的药为母亲治病。日复一日，母亲的病况不但没有起色，反而更加严重。

这“白虎汤”到底是何药物？为何让叶天士久久难下用药的决心？原来白虎汤的主要成分由石膏、知母、甘草、粳米组成，清气热、泻胃火。适用于高热、烦渴引饮、大汗出、脉洪大及胃火引起的头痛、齿痛、牙龈出血等症。由于该方属大寒之方，一般对老年人不敢使用，但若属以上适应证，应用往往能起到药到病除的效果，如果束手束脚，反会延误治疗。正是由于该方是大寒之方，令为人子的名医叶天士感到十分苦恼，用药久久举棋不定。有一天，他出诊回家，看到母亲可以下床走动了，惊讶地问家中的小徒弟：“我母亲的病情怎么转眼间好了起来？到底是什么缘故？”小徒弟回答说：“我看太婆病得很严重，就帮她把脉，觉得应该服用白虎汤，就熬了白虎汤给她喝下，之后她就可以慢慢下床走动了。”名医叶天士听后感叹：“医者父母心，医生的职责是救死扶伤，没想到当至亲生病，自己却方寸大乱，不知所措。唉！我应该把母亲当作一个普通患者看待，当用药时就要用才对呀！”

阳明腑实证——三承气汤

三承气汤皆用于治疗阳明腑实证，因外感寒邪内传阳明之腑（肠胃），入里化热，热与肠中燥屎相结而成里热实证，使用攻下法泄热导滞。大承气汤攻下之力峻猛，主治阳明热结的重证；小承气汤泄热攻下之力较轻，主治阳明热结的轻证；调胃承气汤泄热攻下之力较前两方缓和，重在泄热，主治阳明病胃肠燥热证。

解惑

承气汤如何“承气”？

《伤寒论》中有一系列的承气汤，如大承气汤、小承气汤、调胃承气汤等，是中医治疗的名方，在治疗胃肠积滞方面发挥着重要的作用。那方名中的“承气”是什么意思呢？

清·王子接《绛雪园古方选注》说：“承气者，以下承上也。”从承气汤的病机来看，是邪热燥屎结滞于大肠，其所属器官部位在胃的下游。胃肠在功能上是以通为用，以降为顺的，胃气将糟粕下传到大肠，因邪热燥屎的积滞使大肠不能继续传导下行，因此需要通过药物治疗使大肠完成承接胃气下降的功能。因此，“承气”有承顺胃气下行之意，承气汤使用有泻下作用的大黄荡涤肠道的积滞，使大肠承接胃的下降之气，使以降为顺的功能得以延续，故名“承气”。

峻下热结——大承气汤

第二百三十八条：阳明病，下之。心中懊侬而烦，胃中有燥屎者，可攻。腹微满，初头硬，后必溏，不可攻之。若有燥屎者，宜大承气汤。

译文：阳明病，用泻下药治疗之后，如果伴有心中嘈杂烦闷，大肠中有干结大便难以解出，可用泻下药攻下。如果只是腹部轻微胀满，大便先干硬后稀溏，就不能用攻下药。如果有大便干硬难解，可以用大承气汤。

第二百一十二条：伤寒若吐若下后不解，不大便五六日，上至十余日，日晡所发潮热，不恶寒，独语如见鬼状。若剧者，发则不识人，循衣摸床，惕而不安，微喘直视，脉弦者生，涩者死。微者，但发热谵语者，大承气汤主之。若一服利，则止后服。

译文：伤寒表证，误用了催吐或攻下法治疗之后，体表的寒邪仍然没有祛除，之后的五六天没有解大便，甚至十余天都没有大便，每到下午的三五点的时候身体就会发热，如同潮水一般，也没有怕冷，只是独自坐在角落里喃喃自语，如同见了鬼一样。病情更严重的，就会出现神志昏糊、目不识人、两手无意识地乱摸衣被床帐、惊慌不安、微微气喘、两眼直视不会转动。如果脉象摸上去如同琴弦一般紧绷，则好转的可能性较大；如果脉象摸上去如同刀片刮竹一样艰涩，则预后较差。如果病情较轻微，只见到发热、狂言乱语，用大承气汤治疗。如果服一剂药后，大便已经能够解出来，剩下的药就不要再喝了。

第二百一十五条：阳明病，谵语有潮热，反不能食者，胃中必有燥屎五六枚也；若能食者，但硬耳；宜大承气汤下之。

译文：阳明病，有胡言乱语和潮热的症状，反而吃不下食物，这是大肠中有干燥硬结的大便堵塞而成；如果很能吃的话，只是大便硬结，应用大承气汤攻下燥屎以通便。

第二百二十条：二阳并病，太阳证罢，但发潮热，手足漐漐汗出，大便难而谵语者，下之则愈，宜大承气汤。

译文：太阳病尚未消失又出现了阳明病，等到太阳病的症状消失以后，只见发潮热，手足微微出汗，大便解出困难及狂言乱语等症状，用攻下法治疗可以使患者痊愈，适宜用大承气汤治疗。

第二百四十一条：大下后，六七日不大便，烦不解，腹满痛者，此有燥屎也。所以然者，本有宿食故也，宜大承气汤。

译文：用攻下药治疗阳明病导致腹泻过度后，患者又出现六七天不解大便，心情烦躁难以排解，腹部胀满疼痛，这是因为肠道中有干结粪便留滞。形成这样的原因是胃内有宿食，治疗时还是要用大承气汤。

第二百四十二条：患者小便不利，大便乍难乍易，时有微热，喘冒不能卧者，有燥屎也，宜大承气汤。

译文：患者小便不通畅，解大便时难时易，时常出现轻微发热，气喘头晕而不能平卧，这是因为大肠内有干燥的大便未能解出，治疗用大承气汤。

第二百五十二条：伤寒六七日，目中不了了，睛不和，无表里证，大便难，身微热者，此为实也。急下之，宜大承气汤。

译文：伤寒六七天后，眼睛有些干涩不适，视物模糊不清，但是既没有头痛恶寒等表证，也没有潮热谵语、腹满痛等里证，只是大便不易解出，有点低热，这是燥热内结成实，应该赶紧泻下通便，适宜用大承气汤。

第二百五十三条：阳明病，发热汗多者，急下之，宜大承气汤。

译文：阳明病，发热汗出很多的，应该赶紧攻下通便，治疗用大承气汤。

第二百五十四条：发汗不解，腹满痛者，急下之，宜大承气汤。

译文：发汗以后，不仅病未除，反而出现腹部胀满疼痛，此时应该立即攻下通便，使用大承气汤治疗。

第二百五十五条：腹满不减，减不足言，当下之，宜大承气汤。

译文：腹部胀满持续不减，就算有时略有减轻，也是微不足道，还是应当用攻下通便的办法，可用大承气汤治疗。

大承气汤方

大黄四两，酒洗　　厚朴半斤，炙，去皮
枳实五枚，炙　　芒硝三合

上四味，以水一斗，先煮二物，取五升，去滓，内大黄，煮取二升，去滓，内芒硝，更上火，微一两沸，分温再服。得下，余勿服。

用法译文：以上四味药，加水一斗，先煮枳实和厚朴，煮好倒出五升，滤掉药渣，加入大黄再煮，煮好取两升，滤掉药渣，加入芒硝，再放在小火上煮沸一两次，分两次喝，趁热喝。如果喝药之后大便解出，剩下的药就不必再喝。

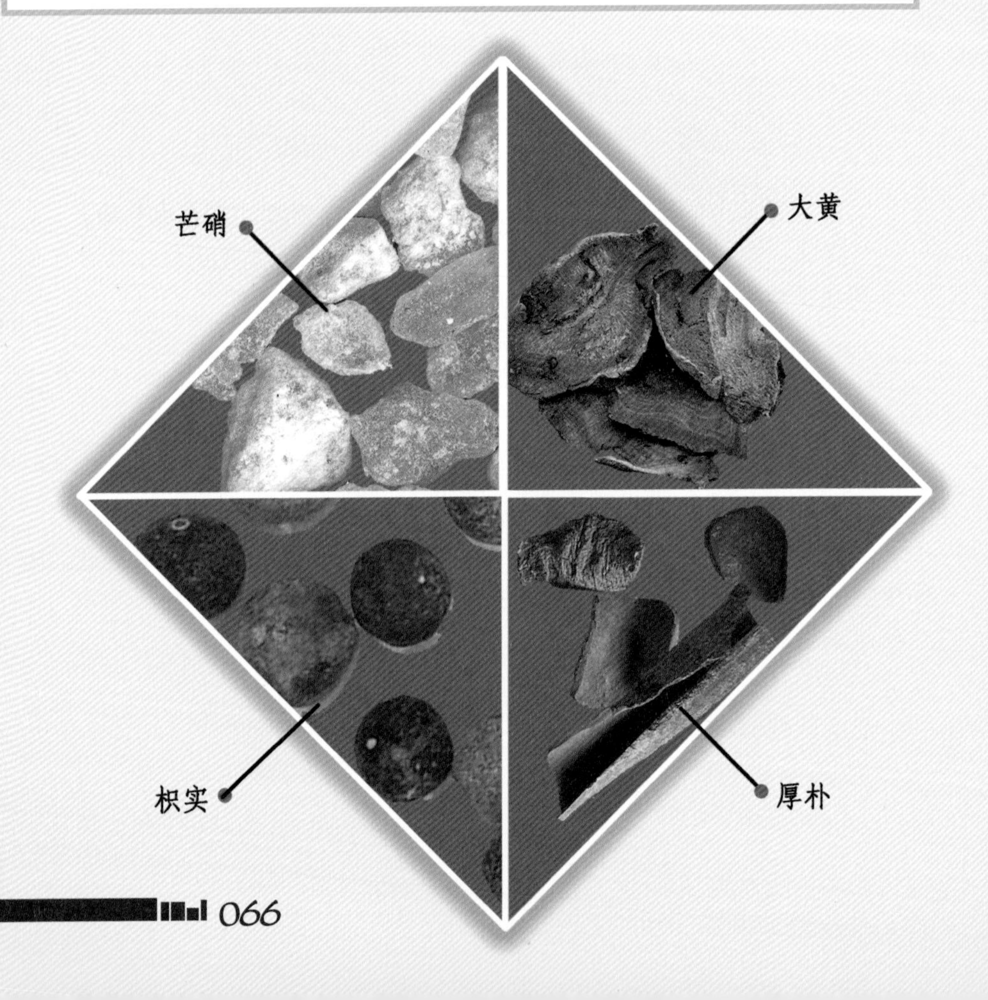

方解：

大承气汤是治疗实热积滞、内结肠胃、津液大伤的常用方，临床表现常用“痞、满、燥、实”四字概括。“痞”指患者自觉胸脘有闷塞压重感；“满”是指脘腹胀满，按压时有抵抗感；“燥”指肠道内大便秘结，干结不下；“实”指腹痛拒按、大便不通、脉实有力等。

大黄，苦寒泄热、祛瘀通便，荡涤肠胃邪热积滞，以治“实”；芒硝，咸寒软坚、润燥通便，以治“燥”；厚朴、枳实，下气除胀满，破结导滞，两药配合治“痞”“满”。四药配合，成为峻下热结之方。

清·汪昂
《汤头歌诀》
大承气汤有芒硝，
枳实大黄厚朴饶，
救阴泻热功偏擅，
急下阳明有数条。
歌诀

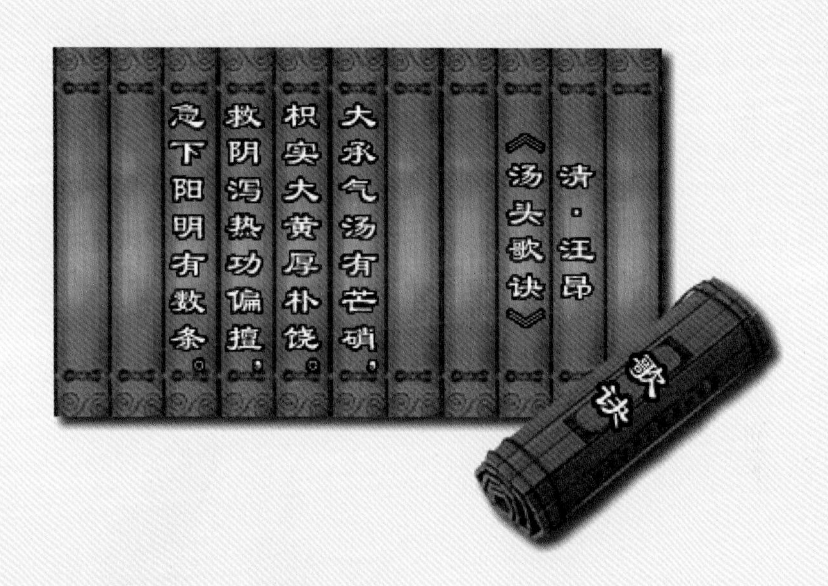

解惑

大承气汤中大黄为什么后下？

清代医家柯韵伯曾对大承气汤中的煎煮方法进行了形象描述：“以药之为性，生者气锐而先行，熟者气纯而和缓，仲景欲使芒硝先化燥屎，大黄继通地道，而后枳朴除其痞满。”大承气汤中的大黄后下，则泄热通便，荡涤肠胃之力峻。

故事

通便逐瘀选大黄

大黄在大承气汤中是主药，针对患者大便秘结，起到荡涤肠胃邪热积滞的作用，在治疗上非常重要，为历代医家所推崇，是一味“出将入相”的良药。

早在南北朝时期，有位叫姚僧坦的名医，医术高超，深受当时梁武帝、梁元帝的信任，他的广博知识也为当时的学者所称道。在《周书》的《姚僧坦列传》中，就载有姚僧坦用单味大黄为皇帝治病的史实。

梁元帝经常小腹部感到不舒服，大便也不通畅，于是下诣召集众多医家商议治疗方法。很多医生都说皇帝身份尊贵，不能随意使用药性峻猛的药物，应当用平和的药物才稳妥，慢慢治疗以使腑气宣通。而姚僧坦认真检查了梁元帝的病情，其脉象表现为洪大而有力，这是因为宿食结滞于肠道，必须使用大黄。他相信姚僧坦的医术，于是将大黄煎汤服下，果然排出许多宿便，他的腹疾只用了大黄一味药就治好了。姚僧坦有胆有识，没有因为皇帝的身份而畏惧使用猛药，而是把他当成普通患者，敢于对症下药，为我们立下了用大黄治病的典范。而作为医生也应当以平常心对待每一位患者，不要被患者的身份和地位所影响。

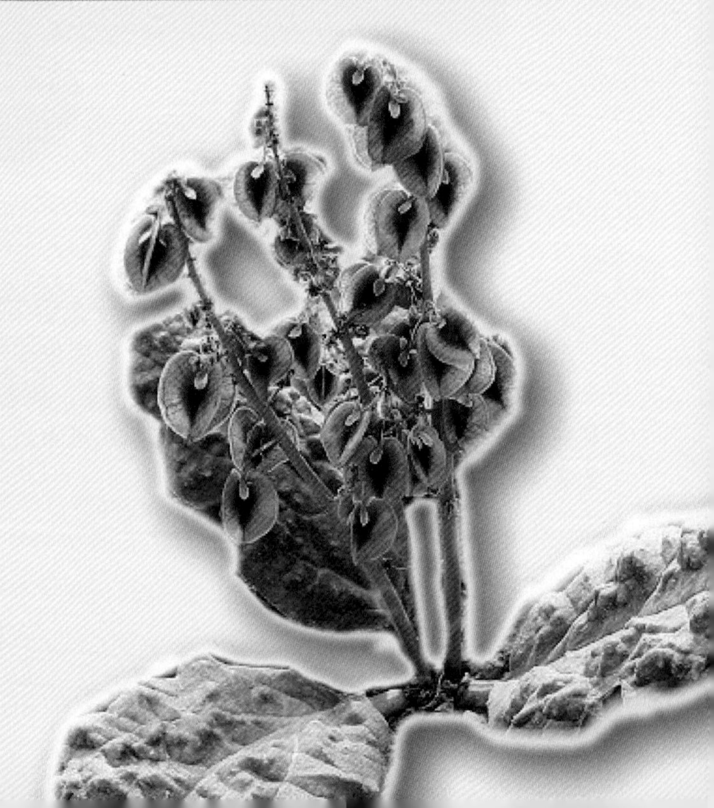

轻下热结——小承气汤

第二百一十三条：阳明病，其人多汗，以津液外出，胃中燥，大便必硬，硬则谵语，小承气汤主之。若一服谵语止者，更莫复服。

译文：阳明病，因患者出汗太多，津液外泄，以致肠胃中的津液减少而干燥，大便必定结硬，大便持续干硬则会引起狂言乱语，可以用小承气汤治疗。如果服一剂后狂言乱语就停止了，就不必再服。

第二百一十四条：阳明病，谵语发潮热，脉滑而疾者，小承气汤主之。因与承气汤一升，腹中转气者，更服一升；若不转气者，勿更与之。明日又不大便，脉反微涩者，里虚也，为难治，不可更与承气汤也。

译文：阳明病，出现谵语和潮热，脉象滑而快的，用小承气汤治疗。如果给患者服小承气汤一升，服药后排气的，可以紧接着再服一升；服药后不排气的，就不要再继续服用。如果第二天又不解大便，脉象反见微弱而滞涩的，这是正气虚弱，治疗难度较大，不能再用承气汤了。

解惑

“腹中转气”，仲景以小承气汤“投石问路”

“腹中转气”即转矢气，又称排气。阳明实证以发热、大便硬为标志。如果患者只是几日不大便，但肠中是否有燥屎难以判断。仲景用试探法，先以泻下力量小的小承气汤给患者服用，如果患者排气，可以证明肠道有燥屎结滞，则可以用大承气汤峻下；如果患者没有排气，说明肠中无燥屎，不能使用攻下的方法，以免损伤脾胃。

第二百五十条：太阳病，若吐、若下、若发汗后，微烦，小便数，大便因硬者，与小承气汤和之，愈。

译文：太阳表证，在催吐、攻下或发汗后，出现轻微心烦、小便频数、大便硬结的，用小承气汤和畅胃气、攻下里实，就可以痊愈。

小承气汤方

大黄四两　　　　厚朴二两，炙，去皮

枳实三枚，大者，炙

上三味，以水四升，煮取一升二合，去滓，分温二服。初服汤当更衣，不尔者尽饮之；若更衣者，勿服之。

用法译文：以上三味药，加水四升，煮好取一升两合，滤掉药渣，分两次趁热喝。第一次喝药后应当会解出大便，如果没有排便就将剩余的药喝完；如果第一次喝药后就成功排便，则剩余的药不必再喝。

方解：

小承气汤不用芒硝，且三味药同煎，枳实、厚朴用量亦减，泄热攻下之力较轻，适用于“痞、满、实”而不燥的阳明热结轻证。

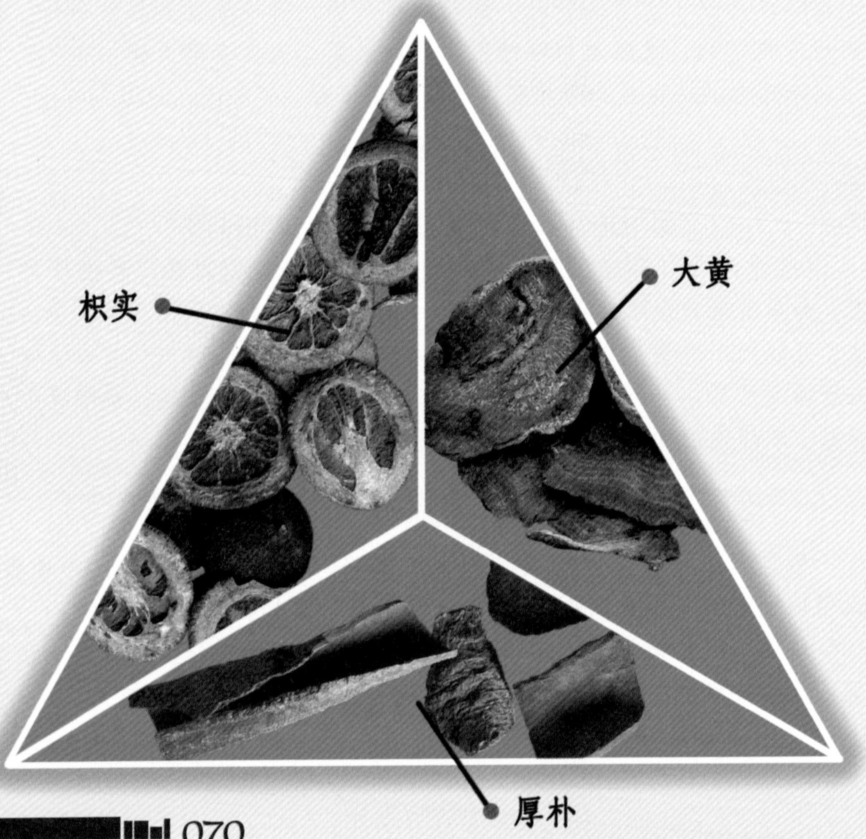

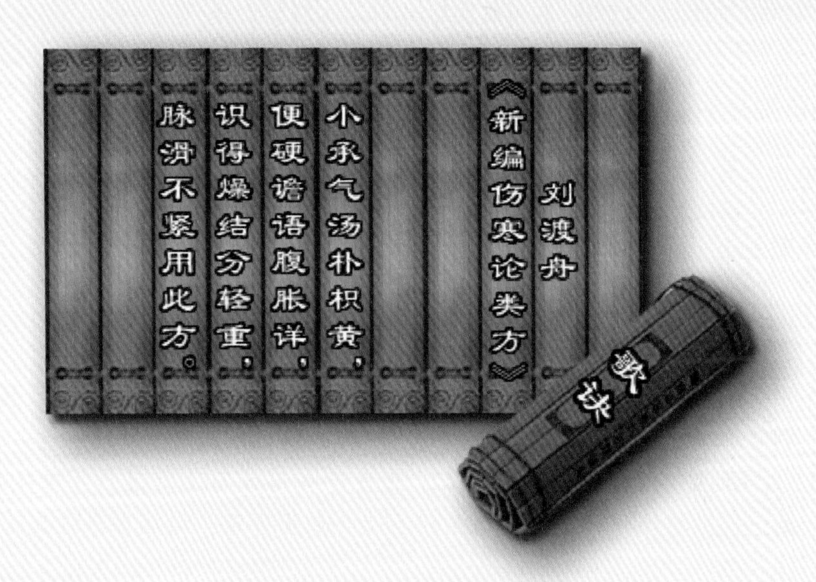
歌诀
《新编伤寒论类方》
刘渡舟
小承气汤朴枳黄，
便硬谵语腹胀详，
识得燥结分轻重，
脉滑不紧用此方。

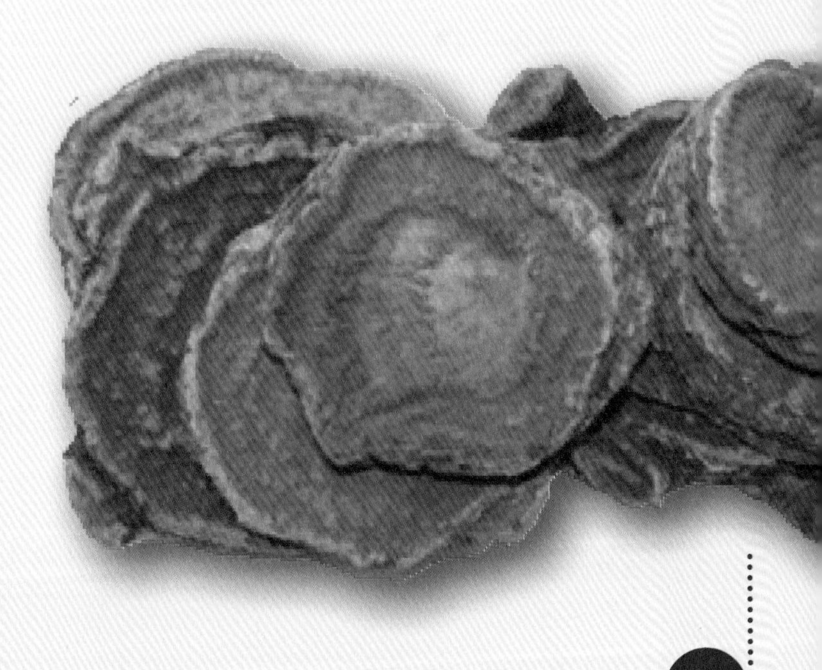

缓下热结——调胃承气汤

第二百零七条：阳明病，不吐不下，心烦者，可与调胃承气汤。

译文：阳明病，没有经过催吐和泻下通便的治疗，但是心里却烦躁不安的，可以用调胃承气汤治疗。

第二百四十八条：太阳病三日，发汗不解，蒸蒸发热者，属胃也，调胃承气汤主之。

译文：太阳病，经过三天，用发汗法治疗而没有退热，身体就像蒸笼一样不断地往外透热，这是因为燥热聚于胃肠，用调胃承气汤治疗。

第二百四十九条：伤寒吐后，腹胀满者，与调胃承气汤。

译文：伤寒表证，使用催吐的方法治疗，出现了腹部胀满硬痛等症状，用调胃承气汤治疗。

调胃承气汤方

甘草二两，炙　　芒硝半升

大黄四两，清酒洗

上三升，切，以水三升，煮二物至一升，去滓，内芒硝，更上微火一二沸，温顿服之，以调胃气。

用法译文：以上三味药，切碎，用水三升，煮炙甘草和大黄至一升，滤掉药渣，加入芒硝，再放在小火上煮沸一两次，趁热一次性喝完，以调和胃肠之气。

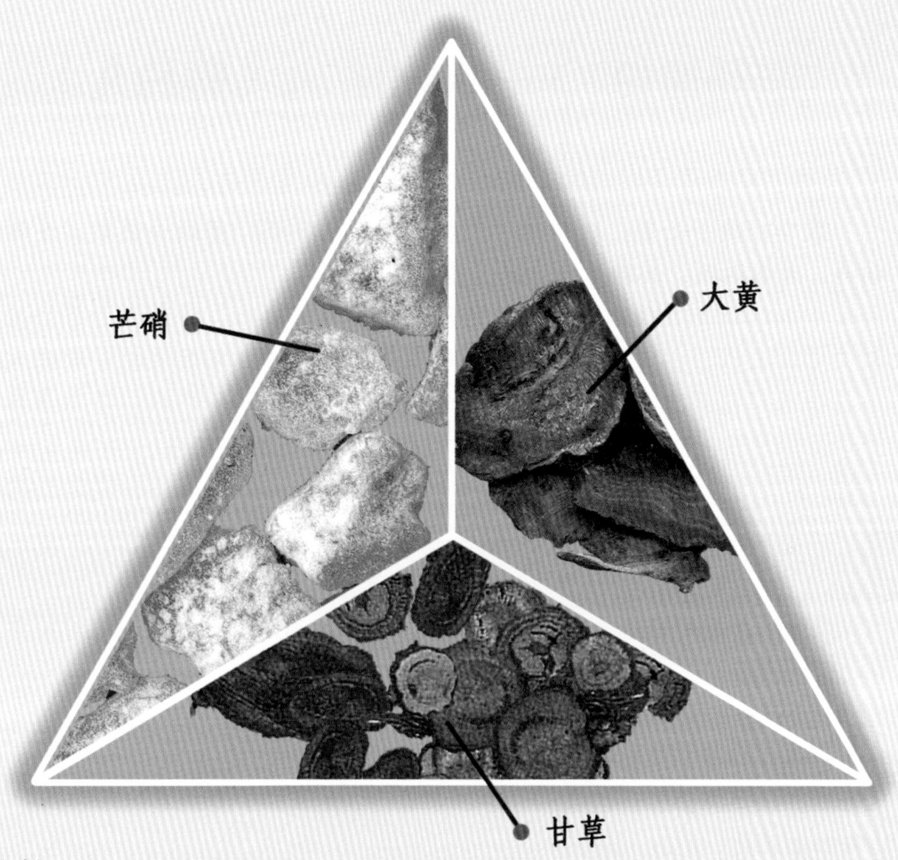

方解：

调味承气汤去掉行气破滞的枳实、厚朴，大黄与炙甘草同煎，甘缓护胃，后入芒硝，泄热攻下之力较前两个承气汤更加缓和，适用于阳明热结，燥实在下而无痞满之证。

清·汪昂
《汤头歌诀》
调胃承气硝黄草，
甘缓微和将胃保，
不用朴实伤上焦，
中焦燥实服之好。
歌诀

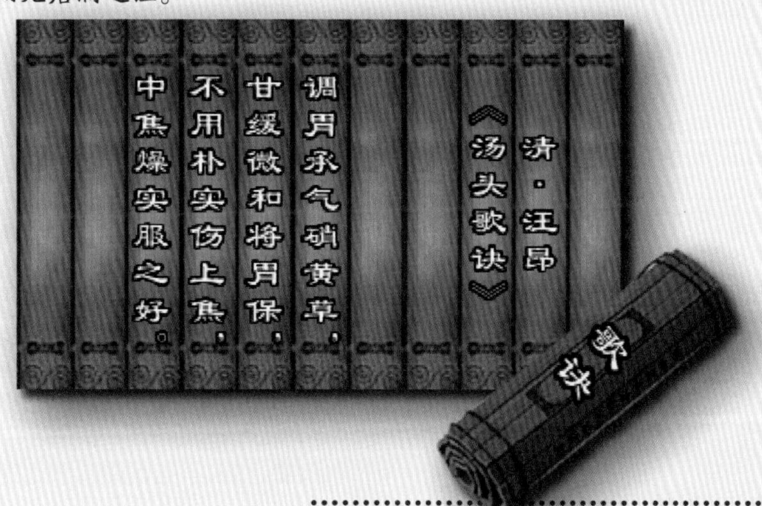

“润肠通便”——麻子仁丸（脾约丸）

第二百四十七条：趺阳脉浮而涩，浮则胃气强，涩则小便数，浮涩相搏，大便则硬，其脾为约，麻子仁丸主之。

译文：摸一下趺阳脉，发现脉象浮浅而艰涩难行，浮浅提示胃热亢盛，艰涩是因为水液偏渗膀胱而小便数，浮脉与涩脉同时并见，表明大便较硬而难以解出，这是脾的功能被胃热所约束而胃强脾弱，可以用麻子仁丸治疗。

解惑

趺阳脉指的是什么？“其脾为约”是什么意思？

趺阳脉是足背动脉，属于足阳明胃经。切诊此部位的脉搏可以测知脾胃功能的盛衰。

《伤寒论》中称麻子仁丸治疗的病证为脾约。《伤寒明理论》曰：“约束津液不得四布，但输膀胱，致小便数而大便秘，故曰其脾为约。”因胃有燥热，使脾的功能受到影响，布散津液的功能失常，表现出大便秘结但小便数的症状，称为“脾约”。

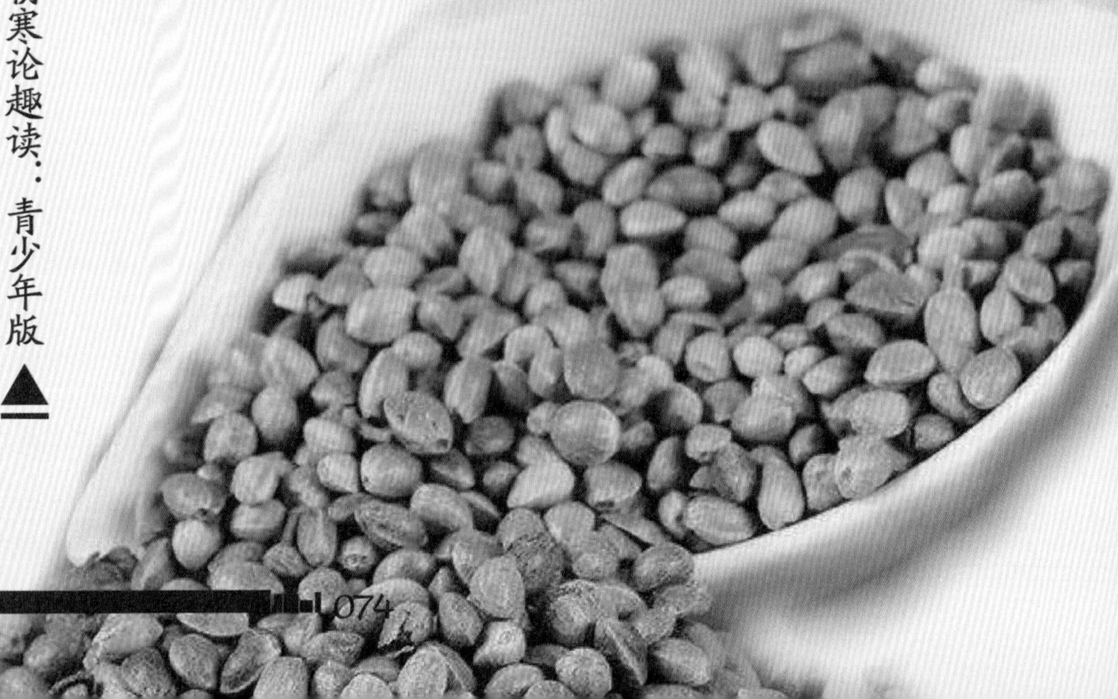

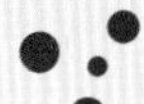

麻子仁丸方

麻子仁二升　　芍药半斤
枳实半斤，炙　　大黄一斤，去皮
厚朴一尺，炙，去皮　　杏仁一升，去皮尖，熬，别作脂

上六味，蜜和丸如梧桐子大，饮服十丸，日三服。渐加，以知为度。

用法译文：以上六味药，用蜂蜜将药粉混匀后做成如梧桐子大小的药丸，用水送服十丸，一天喝三次，逐渐增加药量，直到患者感到要解大便为度。

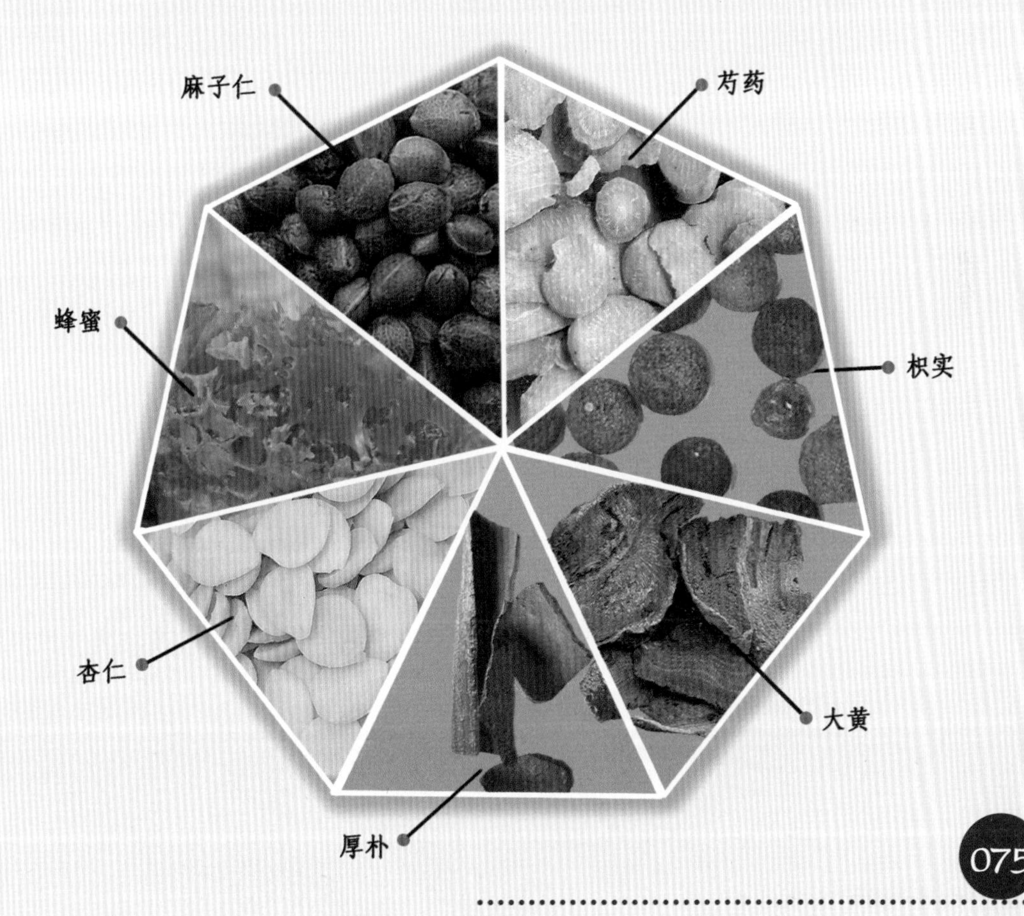

方解：

麻子仁丸是小承气汤加麻仁、杏仁、芍药而成，是滋液润燥、泄热通便的缓下之剂。

麻仁，滋燥润肠、通利大便；杏仁，润肠道，降肺气，以增强通利大便的作用；芍药，滋养营阴并且能缓急；大黄、枳实、厚朴，泄热去实、行气导滞；蜂蜜，润肠通便。

歌诀
刘渡舟
《新编伤寒论类方》
麻子仁丸效果好，
大便秘结津液少，
枳朴大黄泻胃强，
麻杏芍药滋脾约。

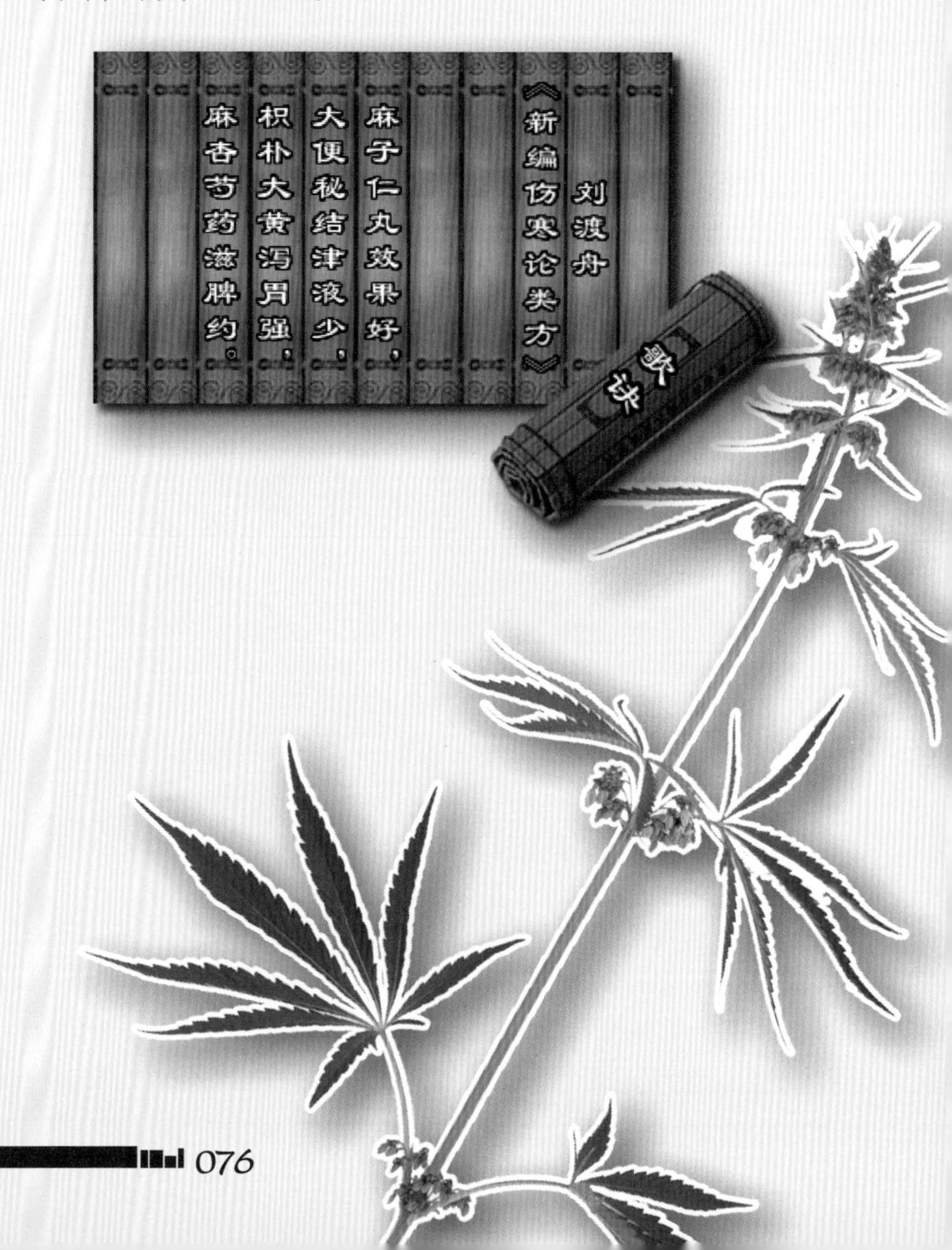

故事

许叔微力排众议治“脾约”

有个姓郭的富豪病了数天，患的是伤寒，身上发烧，头疼，怕见风，大便不通，腹胀难忍。于是他花重金请来多位医生为其诊治，一位医生认为应该用大柴胡汤，而另一位认为应该用大承气汤攻下，而第三位医生认为应该用蜜导之法。多位医生各执一词，都认为应当用自己的办法来治疗。周围的亲戚朋友也拿不定主意，说法各异。

这个时候，有人想到了许叔微，于是把他请来再次为这位郭富豪诊病。许叔微来了之后，先是询问了患者的小便情况。随后让患者伸出双手，诊了寸口脉，又诊了他脚面的趺阳脉（足背动脉，用以诊断胃气的盛衰）。诊完了脉，许叔微就明白是怎么回事了。他说出了自己的看法：“这是脾约证啊，应该用仲景的麻子仁丸治疗。”为了让大家解除疑惑，他肯定地说：“仲景说过：‘趺阳脉浮而涩，浮则胃气强，涩则小便数，浮涩相搏，大便则硬，其脾为约，麻子仁丸主之。’用大承气汤和大柴胡汤恐怕都不合适，只能用张仲景的麻子仁丸。”

大家听许叔微说完，又起了争论。许叔微认为患者不能再这么耽误下去了，于是向患者家属说了几句重话：“我认为就应该用麻子仁丸，如果你们不相信，那恐怕就会生出其他的变证来，到时候可别再来找我啊，我这就要告辞了。”

这时，患者的弟弟站了出来，他说：“大家就别再争了，不如就按照仲景方法来治。我虽然愚钝，但是觉得还是许叔微先生的话在理，你们各位如果还有什么意见，就请现在说出来。”这时，几位医生和患者家属反而保持了沉默。

于是许叔微取来了事先制好的麻子仁丸，分成三次让患者服下，一顿饭的功夫就全部服下去了。到当天晚上，患者大便通畅了，还出了一身的汗，很快病情就得到缓解。

津枯便秘——蜜煎导方

第二百三十三条：阳明病，自汗出，若发汗，小便自利者，此为津液内竭，虽硬不可攻之，当须自欲大便，宜蜜煎导而通之。若土瓜根及大猪胆汁，皆可为导。

译文：阳明病，患者原本自汗出，再用发汗的方法伤津液，加之小便清长，这是体内津液即将枯竭的表现，大便即使干硬难解也不能用攻下药，而是要等到患者自己解大便，可以用蜜做成蜜条塞进肛门来帮助患者解出大便，也可用土瓜根捣汁或取猪胆内的胆汁灌肠引导排便。

蜜煎导方

食蜜七合

上一味，于铜器内，微火煎，当须凝如饴状，搅之勿令焦著，欲可丸，并手捻作挺，令头锐，大如指，长二寸许。当热时急作，冷则硬。以内谷道中，以手急抱，欲大便时乃去之。疑非仲景意，已试甚良。

又大猪胆一枚，泻汁，和少许法醋，以灌谷道内。如一食顷，当大便出宿食恶物，甚效。

用法译文：将一味药蜂蜜，倒入铜器内稍微煎煮一下，加热浓缩至黏稠如饴糖状，持续搅拌防止焦糊，舀一小勺能成丸子形，用手搓成长条状，将顶端搓成尖头，大小粗细如手指头一般，约两寸长。要在蜜温热的时候抓紧时间做好，冷却变硬就不好做了。将蜜条插入肛门中，用手捂着下端防止脱出，等到患者要解大便时再将其取出。

还可以取猪胆一枚，取出胆汁，与少许食醋混合，灌入肛门中。约一顿饭的时间，患者就可以排出肠道内的积滞，效果显著。

方解：

蜜煎导方的成分就是蜂蜜一味药，蜂蜜甘平润滑，可以润滑肠道，软化大便，利于干结的燥屎排出。

猪胆汁苦寒清热，对结肠黏膜有一定的刺激作用，加入食醋混合，可以减轻对肠黏膜的刺激，既可以润燥清热导便，又可以调节肠道功能，也是治疗津亏大便秘结的良方。

《伤寒论》中肛门栓剂和灌肠法的使用在世界医学史上是最早的。现代主要用于老年性便秘、习惯性便秘、体弱便秘和幼儿便秘等，其疗效较好，并且副作用小。

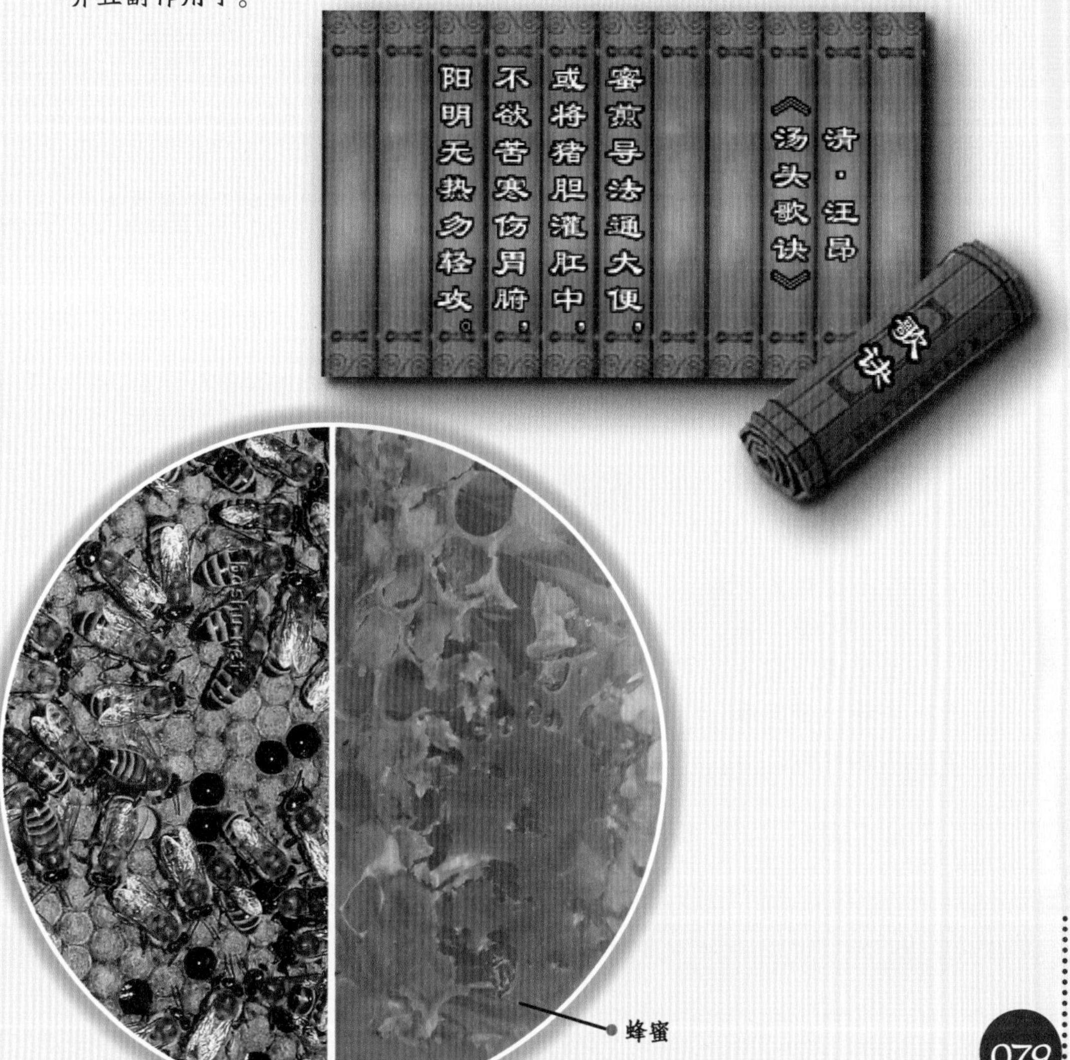

“湿热黄疸”——茵陈蒿汤

第二百三十六条：阳明病，发热汗出者，此为热越，不能发黄也。但头汗出，身无汗，剂颈而还，小便不利，渴引水浆者，此为瘀热在里，身必发黄，茵陈蒿汤主之。

译文：阳明病，发热汗出，这是热邪能够发越于外，故发黄不会形成。若仅见头部出汗，到颈部为止，身上无汗，小便不通畅，口渴并时时想喝汤水，这是湿热郁滞在里不能消散，必会出现肌肤发黄，用茵陈蒿汤治疗。

第二百六十条：伤寒七八日，身黄如橘子色，小便不利，腹微满者，茵陈蒿汤主之。

译文：外感病六七天，皮肤发黄如橘子色，小便不通畅，腹部稍感胀满，主治宜用茵陈蒿汤。

茵陈蒿汤方

茵陈蒿六两　　栀子十四枚，擘

大黄二两，去皮

上三味，以水一斗二升，先煮茵陈，减六升；纳二味，煮取三升，去滓，分三服，小便当利。尿如皂荚汁状，色正赤，一宿腹减，黄从小便去也。

用法译文：以上三味药，加水一斗两升，先煮茵陈蒿，减少六升，加入剩下的两味药，煮好取三升，滤掉药渣，分成三次服用。喝药后小便应当顺畅，尿液如皂荚汁状，颜色大红，经过一晚上腹胀就减轻，黄疸也随小便而消失。

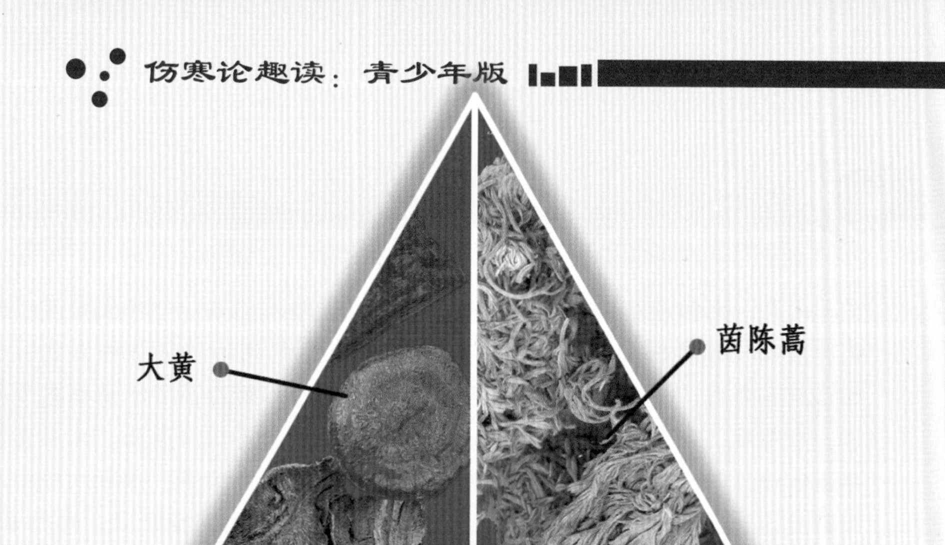

方解：

茵陈蒿汤为治湿热黄疸的常用方，是由于湿热内蕴肝胆，胆汁外溢于肌肤所致。

茵陈蒿，苦寒降泄，长于清热利湿，利胆退黄，是治疗黄疸的要药；栀子，清热利湿，引湿热从小便而走；大黄，通便泄热，使湿热邪气随大便排出。本方只有三味药，茵陈蒿清热利湿以祛邪，栀子、大黄通利二便，胆汁循常道排泄，则黄疸自退。

清·汪昂
《汤头歌诀》
茵陈蒿汤治疸黄，
阴阳寒热细推详，
阳黄大黄栀子入，
阴黄附子与干姜，
亦有不用茵陈者，
仲景柏皮栀子汤。
歌诀

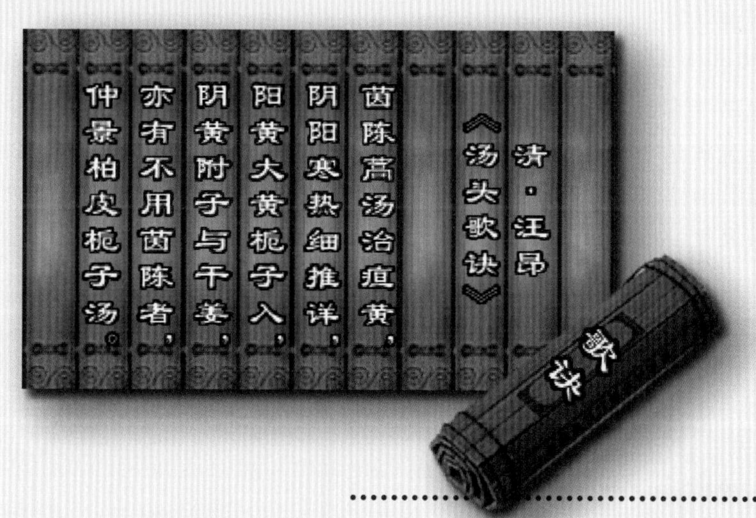

故事

茵陈蒿治黄疸有奇效

据说，华佗在世时，有一个患者身目俱黄，全身没有力气，人也消瘦了。这天，他拄着拐杖，一步一哼地来找华佗给他治病。华佗见患者得的是黄疸病，皱着眉摇了摇头说："眼下都还没有找到治这种病的办法，我也无能为力啊！"患者见华佗也不能治他的病，只好愁眉苦脸地回家等死了。半年后，华佗又碰见那个人，谁料想这个患者不但没有死，反而变得身强体壮，满面红光了。华佗大吃一惊，急忙问怎么回事？原来，那个人回家后，没有粮食吃，就吃了一个月的野草，没想到病全好了。那种草，就是青蒿。于是，华佗便弄了很多青蒿回家。回到家，华佗就用青蒿试着给黄疸患者下药治病。但连试用了几次，患者吃了没有一个见好的。华佗还以为先前的那个患者认错了草，便又找到他，责问："你真的是吃青蒿吃好的？""没错。"华佗想了想又问："你吃的是几月里的蒿？""三月里的。""春三月间阳气上升，百草发芽，也许是三月里的青蒿有药力。"

第二年开春，华佗又采了许多三月间的青蒿试着治黄疸病的人。这回可真灵！结果吃一个，好一个。而过了春天再采的青蒿就不能治黄疸病了。为了把青蒿的药性摸得更准，等到第二年，华佗又一次作了试验。他逐月把青蒿采来，又分别按根、茎、叶放好，然后给患者吃。结果华佗发现，只有幼嫩的茎叶可以入药治黄疸病。为了使人们容易区别，华佗便把可以入药治黄疸病的幼嫩青蒿取名叫"茵陈"，又叫"茵陈蒿"。他还编了四句话留给后人："三月茵陈四月蒿，传与后人要记牢。三月茵陈能治病，四月青蒿当柴烧。"后来，在这个基础上，人们用茵陈蒿、栀子和大黄组成了治疗湿热黄疸的专方，为历代医学家所首选，这个方子便是茵陈蒿汤，来源于《伤寒论》。黄疸病的主要特征是黄，有句话叫"身黄如橘子色"，患者没有出汗，或者仅仅是头部出汗，小便不顺畅，腹部稍稍有点胀，吃不下东西，吃了就感觉很头晕，心里很烦闷等症状。而此方中，茵陈蒿一直被认为是治疗黄疸的要药，由于其性寒凉，善于清热利湿退黄，尤其擅长治疗湿热黄疸；大黄苦寒，通腑泄热，利胆退黄，可使体内湿热之邪从大便排出；栀子苦寒，清热利湿退黄，使体内湿热之邪通过小便排出。三药合用，共同起到清热利湿退黄的功效。

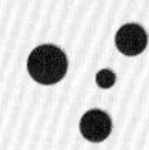

少阳病篇

少阳病是外感疾病由表入里的过渡阶段。少阳位于太阳、阳明之间，病邪既不在太阳之表，又不在阳明之里，少阳病又称为半表半里证。少阳病的症状为口苦、咽干、目眩、往来寒热、胸胁苦满、心烦喜呕等。

少阳病的常见症状

第二百六十三条：少阳之为病，口苦，咽干，目眩也。

译文：少阳病的临床特征有口中苦、咽喉干燥、头晕目眩等。

少阳病治疗和代表方

邪入少阳，正邪分争，枢机不利，治当以和解为主，小柴胡汤为治疗主方；如兼阳明里实，宜和解兼泻里实，用大柴胡汤治疗。

“和解少阳”——小柴胡汤

第九十六条：伤寒五六日中风，往来寒热，胸胁苦满，嘿嘿不欲饮食，心烦喜呕，或胸中烦而不呕，或渴，或腹中痛，或胁下痞硬，或心下悸、小便不利，或不渴、身有微热，或咳者，小柴胡汤主之。

译文：患者被寒邪所伤五六日后又被风邪所伤，出现怕冷和发热交替发作，胸部和胁肋部胀满不舒，精神抑郁不想吃饭，心情烦躁时常干呕，或伴有胸中烦躁但无呕吐，或伴口渴，或腹部疼痛，或胁肋部位有结硬感，或伴有心下悸动及小便不畅，或伴有低热但无口渴，或伴有咳嗽，出现这些症状可以用小柴胡汤来治疗。

第二百六十六条：本太阳病不解，转入少阳者，胁下硬满，干呕不能食，往来寒热，尚未吐下，脉沉紧者，与小柴胡汤。

译文：原本是太阳病，没有好转，进一步发展后转变成了少阳病，出现胁肋区的胀闷发硬，干呕，吃不下饭，发热与怕冷交替发作，暂时没有使用催吐或攻下的方法治疗，脉搏位置比较深并且摸上去紧绷的，可以用小柴胡汤治疗。

解惑

寒热为什么会“往来”？

“往来寒热”是指怕冷和发热交替出现，患者自觉热时不寒，寒时不热，寒热交作，发无定时。其说明了寒邪与体内阳气的一种交争状态。阳气盛时抗击外邪，阳气衰弱时又退缩了。当阳气趋于体表时会形成发热，阳气撤离体表时，体表被寒邪控制而作冷，形成了恶寒与发热的交替出现。

小柴胡汤方

柴胡半斤　黄芩三两　人参三两
半夏半升，洗　生姜三两，切
甘草三两，炙　大枣十二枚，擘

上七味，以水一斗二升，煮取六升，去滓，再煎取三升，温服一升，日三服。若胸中不呕者，去半夏、人参，加栝楼实一枚；若渴，去半夏，加人参合前成四两半、栝楼根四两；若腹中痛者，去黄芩，加芍药三两；若胁下痞硬，去大枣，加牡蛎四两；若心下悸、小便不利者，去黄芩，加茯苓四两；若不渴，外有微热者，去人参，加桂枝三两，温覆微汗愈；若咳者，去人参、大枣、生姜，加五味子半升、干姜二两。

用法译文：以上七味药，加水一斗两升，煮好取六升，滤掉药渣，再继续煎煮，煮好取三升，趁热喝一升，一天喝三次。如果胸中烦扰但不作呕，就去掉半夏、人参，加栝楼实一枚；如果口渴，去掉半夏，加人参，与之前的人参加在一起共四两半，加栝楼根四两；如果腹痛，去掉黄芩，加芍药三两；如果胁下部位痞硬不适，去掉大枣，加牡蛎四两；如果心下悸动、小便不利，去掉黄芩，加茯苓四两；如果不口渴，有轻微发热，去掉人参，加桂枝三两，盖上衣被微有汗出就可治愈；如果有咳嗽，去掉人参、大枣、生姜，加五味子半升，干姜二两。

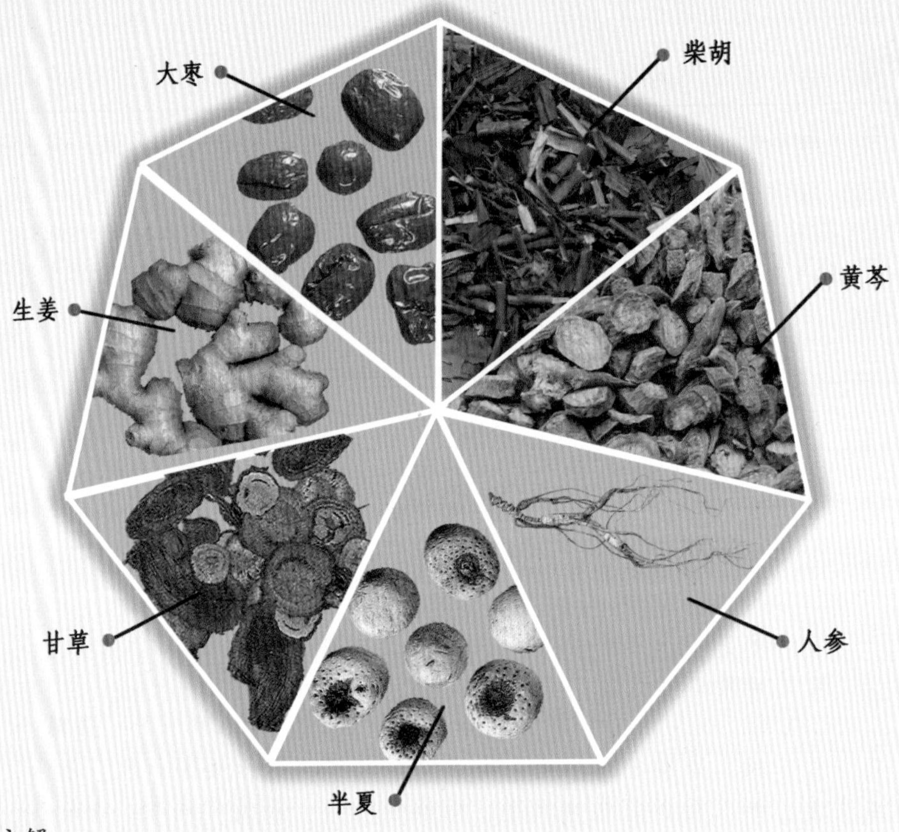

方解：

小柴胡汤为和解少阳的主方，本方寒热并用，攻补兼施，具有调达上下升降、宣通内外、运行气血的功效。

柴胡，味苦而质轻，能疏利少阳郁滞，可解在表之邪；黄芩，其味苦寒，内泄邪热以除烦，柴胡与黄芩合用，外透内泄，和解表里。

生姜、半夏，和胃降逆止呕；人参、甘草、大枣，益气和中，扶正祛邪。

清·汪昂
《汤头歌诀》
小柴胡汤和解供，
半夏人参甘草从，
更用黄芩加姜枣，
少阳百病此为宗。
歌诀

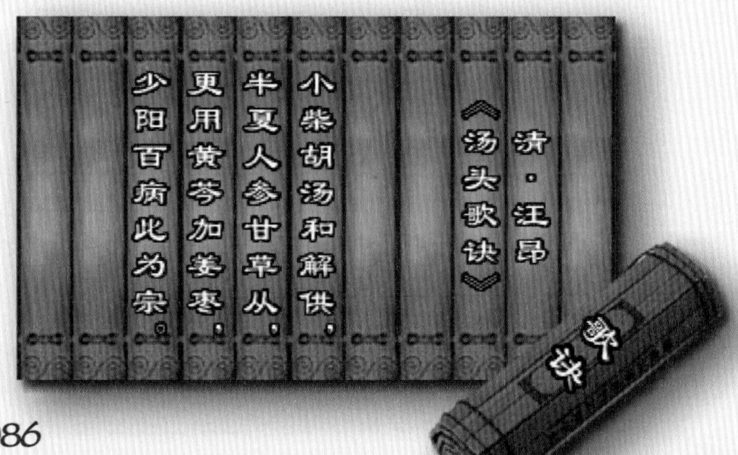

“表里双解”——大柴胡汤

第一百零三条：太阳病，过经十余日，反二三下之，后四五日，柴胡证仍在者，先与小柴胡汤。呕不止，心下急，郁郁微烦者，为未解也，与大柴胡汤，下之则愈。

译文：太阳病，邪传少阳十多天，医生反而多次攻下，又经过四五天，若柴胡证仍然存在，可先给予小柴胡汤治疗。若出现呕吐不止，上腹部拘急疼痛，心中郁闷烦躁，病情未解的患者，如用大柴胡汤攻下里实，则可痊愈。

第一百六十五条：伤寒发热，汗出不解，心中痞硬，呕吐而下利者，大柴胡汤主之。

译文：伤寒发热，汗出而热不退，胃脘部痞硬，上则呕吐，下则腹泻，用大柴胡汤治疗。

大柴胡汤方

柴胡半斤　　黄芩三两　　芍药三两

半夏半升，洗　　生姜五两，切

枳实四枚，炙　　大枣十二枚，擘

上七味，以水一斗二升，煮取六升，去滓，再煎，温服一升，日三服。一方加大黄二两。若不加，恐不为大柴胡汤。

用法译文：以上七味药，加水一斗二升煮至六升，去掉药渣，再煎煮，趁热喝一升，一日服三次。一般方中还要加大黄二两，如果不加，就不是大柴胡汤。

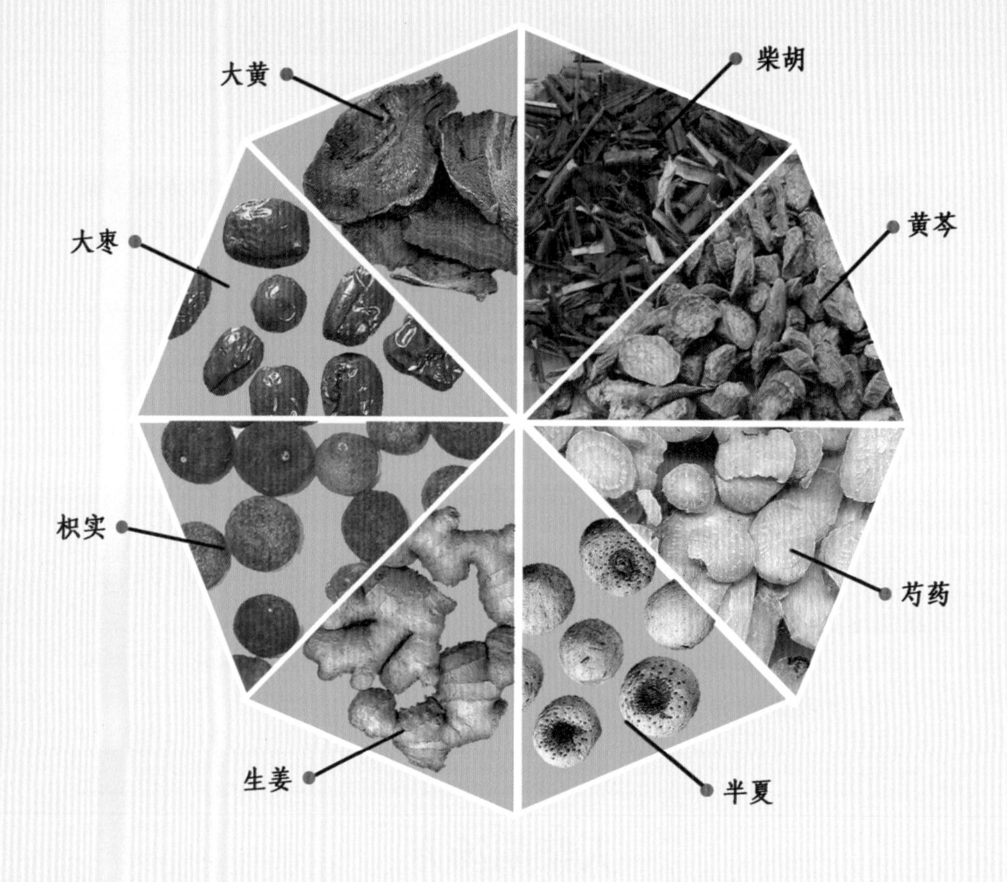

方解：

大柴胡汤是小柴胡汤去人参、炙甘草，加芍药、枳实、大黄而成，为少阳阳明双解之剂，适用于少阳病兼有阳明里实证者。

柴胡、黄芩，和解少阳，清泻郁火；半夏、生姜、大枣，和胃降逆止呕；芍药，缓急止痛；大黄、枳实，泄热荡实，导滞行气。

清·汪昂
《汤头歌诀》
大柴胡汤用大黄，
枳实芩夏白芍将，
煎加姜枣表兼里，
妙法内攻并外攘。
歌诀

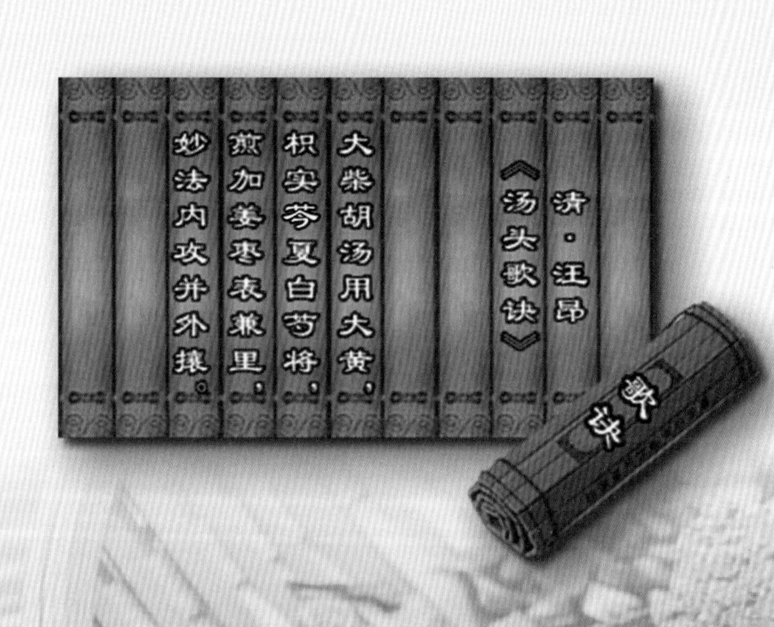

解惑

大柴胡汤用法中提到“一方加大黄二两。若不加，恐不为大柴胡汤”，大柴胡汤中有没有用大黄？

宋版《伤寒论》原本所载大柴胡汤中并没有大黄，经查阅《金匮要略》《备急千金要方》等医书，所载大柴胡汤中均有大黄，并且原文中提到“下之则愈”，因此本方中应当有大黄。

太阴病篇

太阴病是外感疾病进入后期，由阳经转入阴经，由阳证转为阴证的阶段。病入太阴说明人体的抗病能力衰减。形成太阴病的原因有机体阳气不足，又外感风寒、内伤生冷等，脾虚不能运化导致寒湿内生；此外三阳病因失治误治，过度使用苦寒药物或攻下的方法也会形成太阴病，其基本病机是里、虚、寒，以腹满而吐、下利、食不下、腹痛为主要临床特征。

太阴病的常见症状

第二百七十三条：太阴之为病，腹满而吐，食不下，自利益甚，时腹自痛。若下之，必胸下结硬。

译文：太阴病的临床特征是肚子胀、呕吐、吃不下、腹泻不停、肚子痛时有发作。这样的病如果用了攻下药，肯定会出现胸部以下广泛的痞结硬满（有东西顶住、塞住）的感觉。

太阴病的治疗和代表方

太阴病的治疗以温中散寒、健脾燥湿为主，方药可用理中丸、小建中汤等温补之方。

第二百七十七条：自利不渴者，属太阴，以其脏有寒故也，当温之，宜服四逆辈。

译文：不自主地腹泻但不口渴，属于太阴病的症状，这是患者脾有寒造成的，应当用温阳的方法温煦脾阳，建议用以姜附为主药的方剂。

解惑

“温补方剂”包含哪些?

温补方剂，包括有温中祛寒、补气健脾作用的理中丸，温中补虚、和里缓急的小建中汤等。

太阴病多为脾阳虚弱、运化失职，若中焦脾虚有寒可用理中丸温中健脾，如果中气虚寒、肝来乘脾的腹痛，则使用小建中汤。

“脾阳虚寒”——理中丸

第三百九十六条：大病差后，喜唾，久不了了，胸上有寒，当以丸药温之，宜理中丸。

译文：重病痊愈后，患者出现口中咳吐痰饮涎沫，缠绵日久不能痊愈，这是因为胸膈有寒饮，应当用丸药温化，使用理中丸治疗。

理中丸方

人参　干姜　甘草，炙　白术各三两

上四味，捣筛，蜜和为丸，如鸡子黄许大。以沸汤数合，和一丸，研碎，温服之，日三四，夜二服。腹中未热，益至三四丸，然不及汤。汤法，以四物依两数切，用水八升，煮取三升，去滓，温服一升，日三服。

用法译文：以上四味药，捣碎，加入蜂蜜调制，做成鸡蛋黄大小的丸药。服药时用热水，每次一丸，白天服三、四丸，晚上服两丸。如果腹中没有热感，再增加三、四丸，但是丸剂力量不如汤剂。病重者改用汤剂，四味药根据原剂量切碎，加水八升，煮至三升，去掉药渣，服一升，每日服三次。

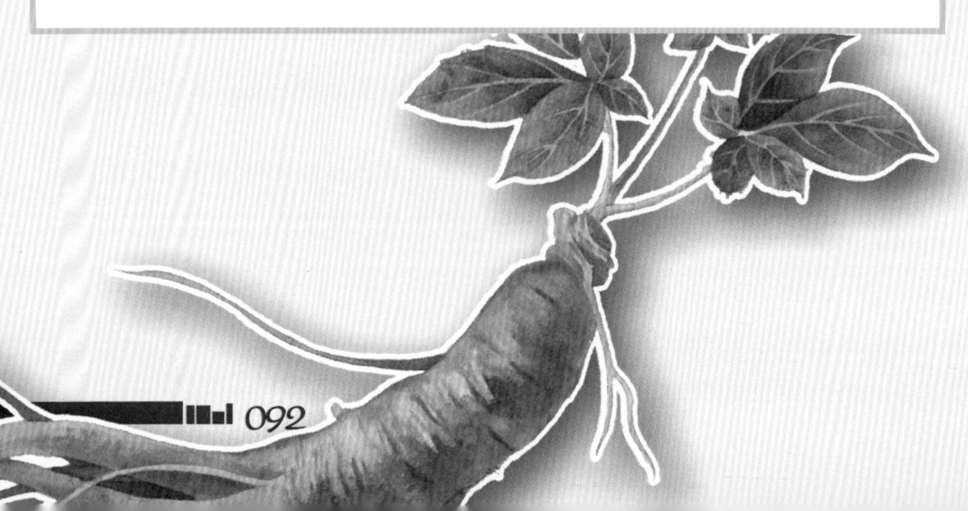

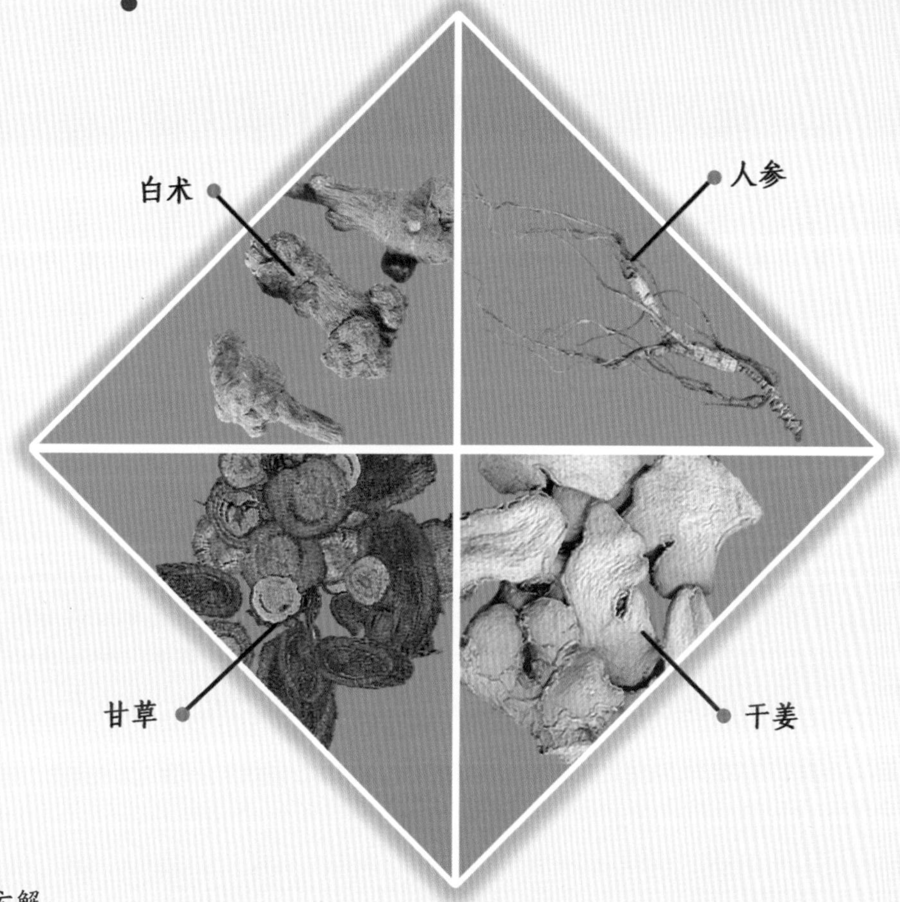

方解：

理中丸具有温中祛寒、补气健脾的功效，为治脾阳虚寒的常用方。

干姜，温助阳气驱散阴寒；人参，甘温补中益气，促进脾胃运化，并且助干姜增强温阳的力量；白术，健脾燥湿，防脾受湿邪所困；炙甘草，既可以助参、术益气健脾，又能缓急止痛。

《新编伤寒论类方》
刘渡舟
理中白术与人参，
干姜炙草四药亲。
脾阳虚衰寒湿甚，
腹满吐利脉迟沉。
歌诀

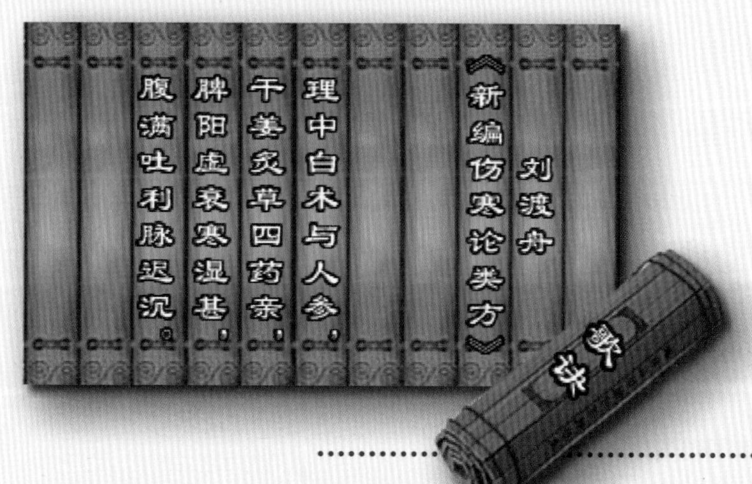

虚劳里急腹中痛——小建中汤

第一百零二条：伤寒二三日，心中悸而烦者，小建中汤主之。

译文：伤寒初起才两三日，出现了心中动悸和烦扰不宁，这时可用小建中汤治疗。

解惑

小建中汤为什么能治肚子痛呢？

小建中汤是由桂枝汤倍用芍药加饴糖组成的，桂枝最擅长温经通脉，生姜能温胃散寒；芍药专入肝经，能发挥柔肝的作用减轻疼痛部位筋脉的拘挛状态，起到暂时缓解疼痛的作用；饴糖是粮食经发酵制成，可以益气生血，还能舒缓阳气的运行，喝下去后胃与小肠都得到放松，这有利于缓解拘急疼痛。

小建中汤方

桂枝三两，去皮　　甘草二两，炙
大枣十二枚，擘　　芍药六两
生姜二两，切　　胶饴一升

上六味，以水七升，煮取三升，去滓，内饴，更上微火消解，温服一升，日三服。呕家不可用建中汤，以甜故也。

用法译文：以上六味药，加水七升，煮好取三升，滤掉药渣，加入饴糖，放在小火上至饴糖基本溶化，趁热喝一升，一天喝三次。经常呕吐的人不能用小建中汤，因为本方味道比较甜腻。

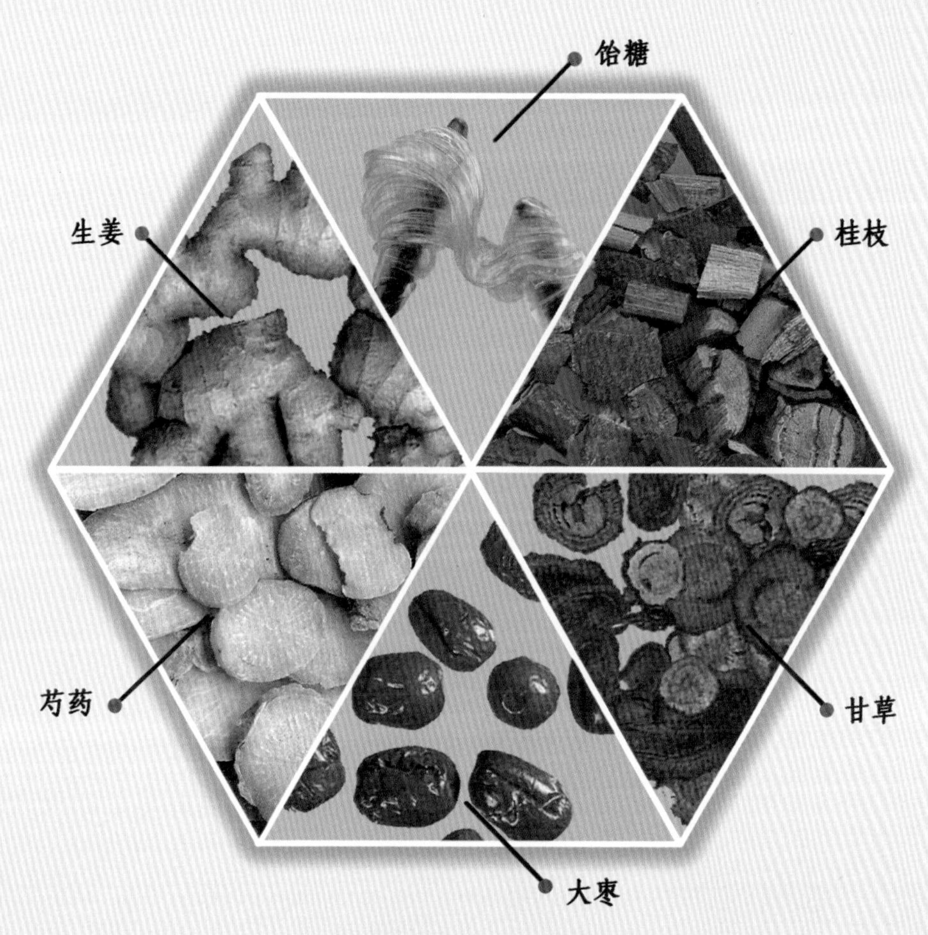

方解：

小建中汤是由桂枝汤倍用芍药加饴糖而成，是将外和营卫的桂枝汤变为了内调脾胃虚寒的代表方，实为太阴病所设。

重用甘温质润的饴糖，温中补虚、缓急止痛，配合辛温的桂枝，温补中阳；芍药，酸寒敛阴和营，缓急止痛，与饴糖配伍能滋补阴血；生姜、大枣，温胃健脾；炙甘草，调和药性。以上各药同用，既补虚缓急、建中补脾，又益气血之源，故称为“建中”。

小建中汤还是治疗虚劳里急腹中痛的名方，凡是脾胃气血不足筋脉失养导致的各种腹部疼痛，腹痛得温按则痛减，使用本方都有效。

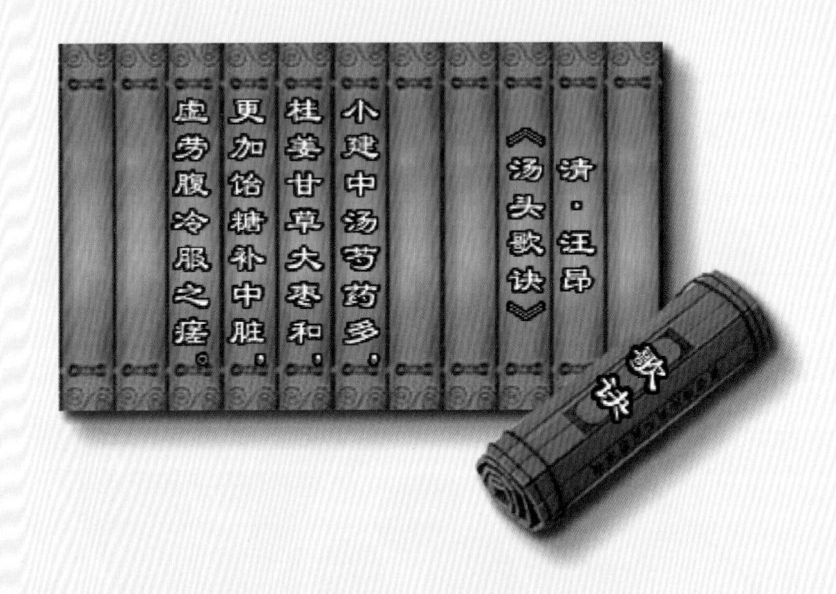
清·汪昂
《汤头歌诀》
小建中汤芍药多，
桂姜甘草大枣和，
更加饴糖补中脏，
虚劳腹冷服之瘥。
歌诀

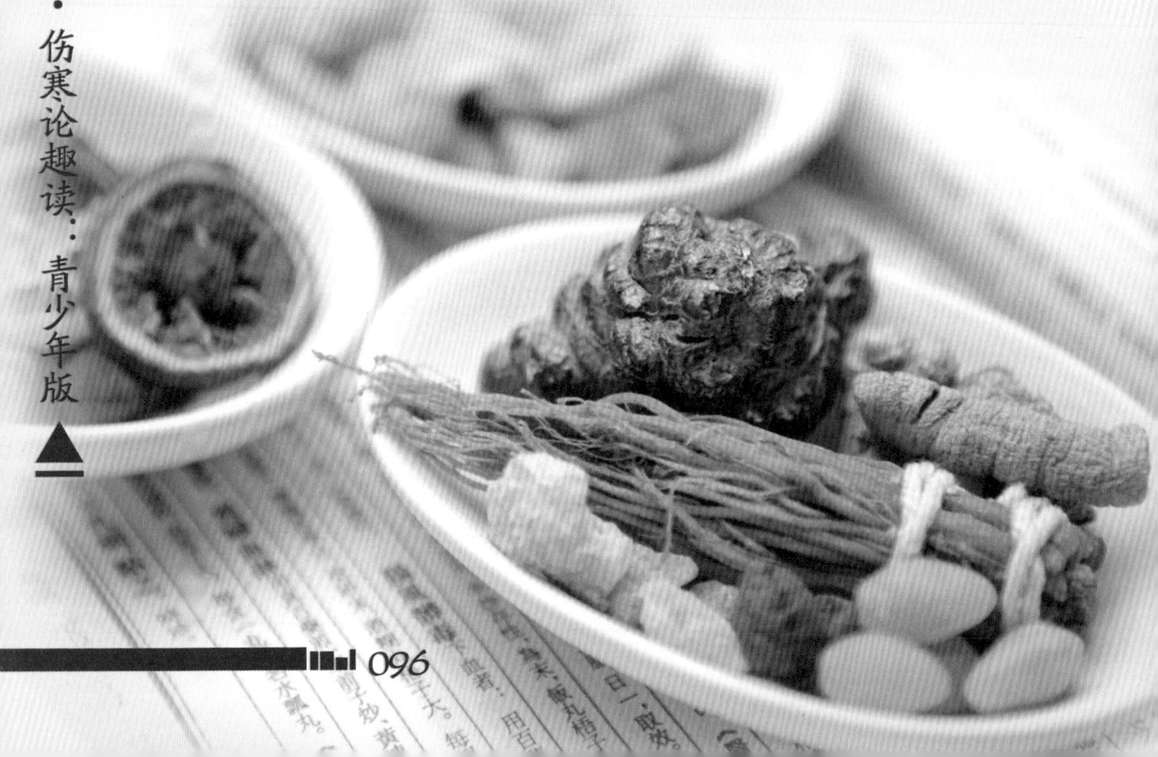

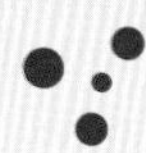

少阴病篇

少阴病是外感病的后期，是涉及心、肾的危重阶段。此时机体的抗病能力已明显衰退，所以出现全身虚弱不足的表现，因此少阴病的性质属于全身性的虚寒证。少阴病的主要病变是心肾虚衰不足，但是因为患者体质和致病因素的影响，少阴病包含从阴化寒的虚寒证和从阳化热的虚热证两大类。

少阴病的常见症状

第二百八十一条：少阴之为病，脉微细，但欲寐也。

译文：少阴病的典型症状特征是脉象微细，精神萎靡只想睡觉。

解惑

为什么患者会出现“但欲寐”？

“但欲寐”是指患者感觉总是很困，没有精神，总想睡觉，尤其是白天提不起精神。那是因为健康人精神饱满是肾气充足的表现，肾气充足则能化生脑髓以充养大脑，外在表现就会目光炯炯有神，记忆牢固；反之，如果肾精不足，大脑失养，人就会感到精神疲惫，目光呆滞无神，同时伴有健忘、腰酸、腿软等症状，只有通过睡觉能减少肾精的消耗，来平衡身体的需要。少阴病的基本病机涉及心、肾虚衰，因此患者会出现“但欲寐”。

第二百八十二条：少阴病，欲吐不吐，心烦，但欲寐，五六日自利而渴者，属少阴也，虚故引水自救。若小便色白者，少阴病形悉具。小便白者，以下焦虚有寒，不能制水，故令色白也。

译文：少阴肾阳虚衰，想吐又吐不出来，心里烦而不安，没有精神只想睡觉，过了五六天出现腹泻，并且口渴想喝水，这是少阴肾阳虚造成的，腹泻后大肠阴液不足所以患者会去主动喝水以求缓解口渴。如果解出来的小便颜色是白色的，那么加上之前提到那些症状，少阴病的几大特征性表现就齐全了。小便颜色发白是因为下焦的肾和膀胱阳气虚弱，没有足够的阳气来温化阴液，阳虚则生内寒，而寒气有凝滞作用，小便受到影响变成了如白霜一样的白色。

第二百八十三条：患者脉阴阳俱紧，反汗出者，亡阳也。此属少阴，法当咽痛而复吐利。

译文：患者的寸关尺三部脉都如拧紧的绳子一样紧绷绷的，患者反而还有汗流出来，这是阳气尽失的征兆。属于少阴病的范畴，按照发病规律来推算，患者应该会先出现喉咙痛，然后再出现上吐和下泻的症状。

少阴病的治疗和代表方

少阴病包括寒化证、热化证等类型，其中以阳虚寒化证为主，寒化证治疗原则是温经回阳，使用四逆汤；热化证治疗用清热养阴的方法，使用黄连阿胶汤；少阴病阳虚而水湿泛滥，则用真武汤温扶肾阳，化气利水。

“回阳救逆第一方”——四逆汤

第三百二十三条：少阴病，脉沉者，急温之，宜四逆汤。

译文：少阴病阳气虚衰，患者脉搏跳动的位置很深，病情危急，治疗时要急用温阳的方药，用四逆汤治疗。

第三百二十四条：少阴病，饮食入口则吐，心中温温欲吐，复不能吐。始得之，手足寒，脉弦迟者，此胸中实，不可下也，当吐之。若膈上有寒饮，干呕者，不可吐也，当温之，宜四逆汤。

译文：少阴病的患者，食物或水液刚咽下就吐出来，胃里面嘈杂不安，想呕吐却又吐不出。刚得病，手足冰冷，脉搏像琴弦一样又直又韧，跳动也比较慢，这是痰实阻塞胸中，不能用攻下的方法，治疗应当用催吐法。若是横膈以上部位有寒饮停聚，并伴有干呕，不能用催吐法，治疗应当用温阳法，可以用四逆汤。

四逆汤方

甘草二两，炙　　　　干姜一两半

附子一枚，生用，去皮，破八片

上三味，以水三升，煮取一升二合，去滓。分温再服。强人可大附子一枚、干姜三两。

用法译文：以上三味药，加水三升，煮好取一升两合，滤掉药渣，分两次喝，趁热喝。耐受力好的人可用大个的附子一枚，干姜用到三两。

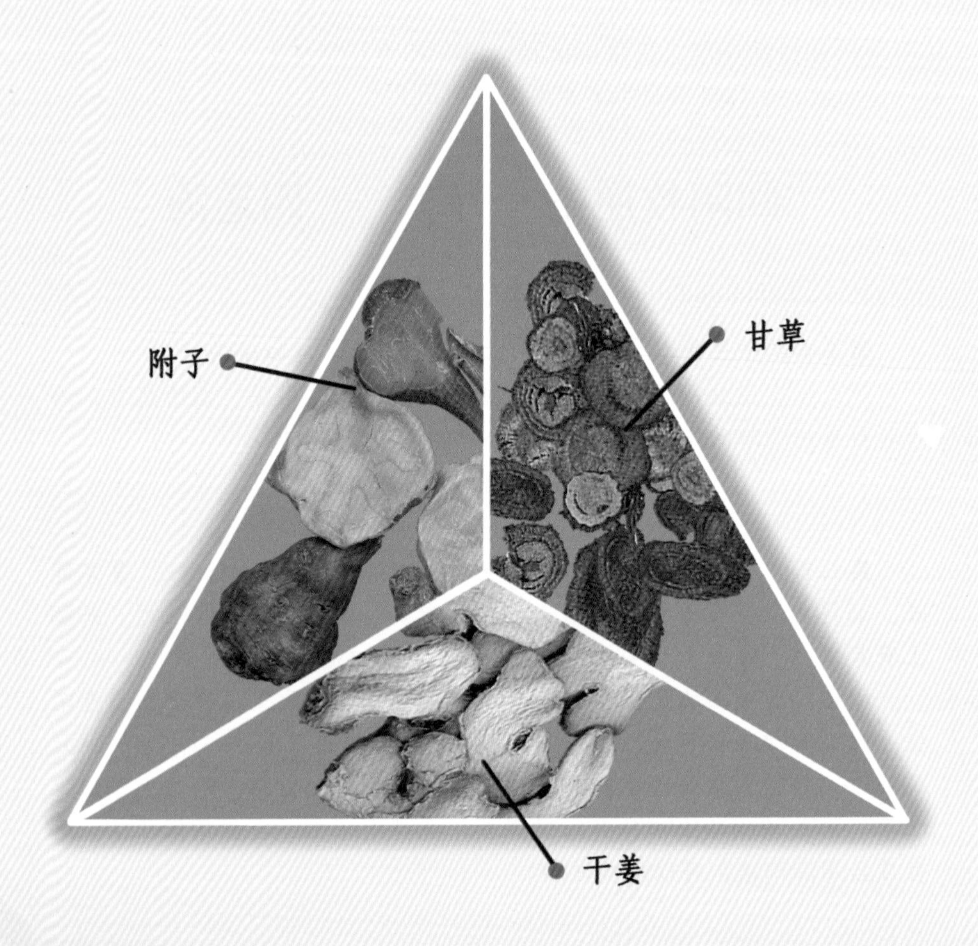

方解：

四逆汤为回阳救逆的主方。

附子，大辛大热温肾回阳，生用药力峻猛，疗效显著；干姜，温中散寒，助附子生发阳气；炙甘草，和中补虚，温养阳气。

歌诀
刘渡舟
《新编伤寒论类方》
四逆生附老干姜，
炙草将将有专长，
少阴阳虚肢不暖，
吐利烦躁欲寐方。

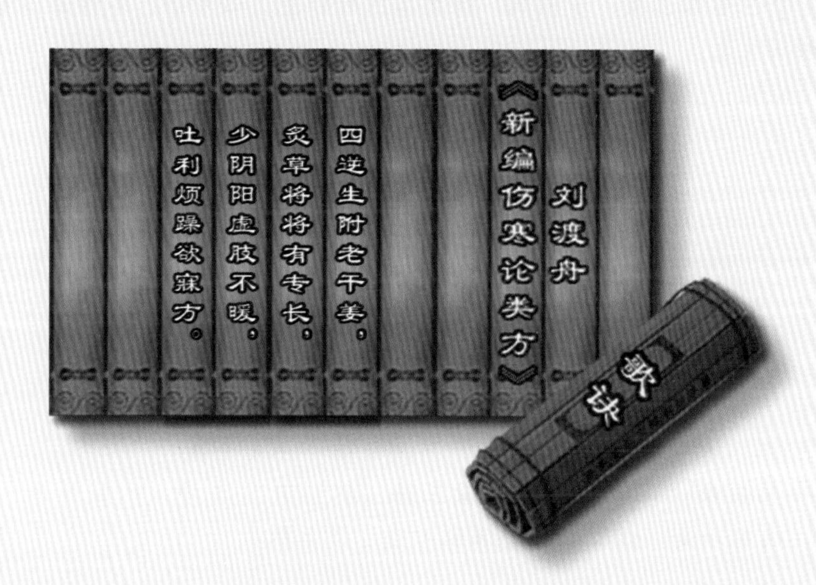

解惑

如何理解附子与干姜的配伍？

两药相须为用，助阳散寒之力尤大，有“附子无姜不热”之说。附子温肾祛寒、回阳救逆，干姜温中散寒，《本经疏注》中有这样的描述“附子以走下，干姜以守中，有姜无附则难收斩将夺旗之功，有附无姜难取坚壁不动之效”。附子走窜力强，干姜温中力量持久，两药配合，发挥急温回阳的作用。

“阴虚火旺”——黄连阿胶汤

第三百零三条：少阴病，得之二三日以上，心中烦，不得卧，黄连阿胶汤主之。

译文：少阴病，得病两三天以上，心中烦躁不安，不能够安眠的，使用黄连阿胶汤来治疗。

黄连阿胶汤方

黄连四两　　黄芩二两　　芍药二两

鸡子黄二枚　　阿胶三两，一云三挺

上五味，以水六升，先煮三物，取二升，去滓，内胶烊尽，小冷，内鸡子黄，搅令相得，温服七合，日三服。

用法译文：以上五味药，加水六升，先煮黄连、黄芩和白芍三味药，煮好取两升，倒掉药渣，将阿胶放进药汤中彻底烊化，稍微冷一冷，加入生鸡蛋黄，搅拌调匀，趁热喝七合，一天喝三次。

方解：

黄连阿胶汤具有育阴清热、滋阴降火之功，为治少阴阴虚火旺证的常用方。

黄连、黄芩，苦寒以清心降火、解热除烦；阿胶，滋补阴血；芍药，益阴泄热；生鸡子黄，滋肾育阴，补养营血以安心神。

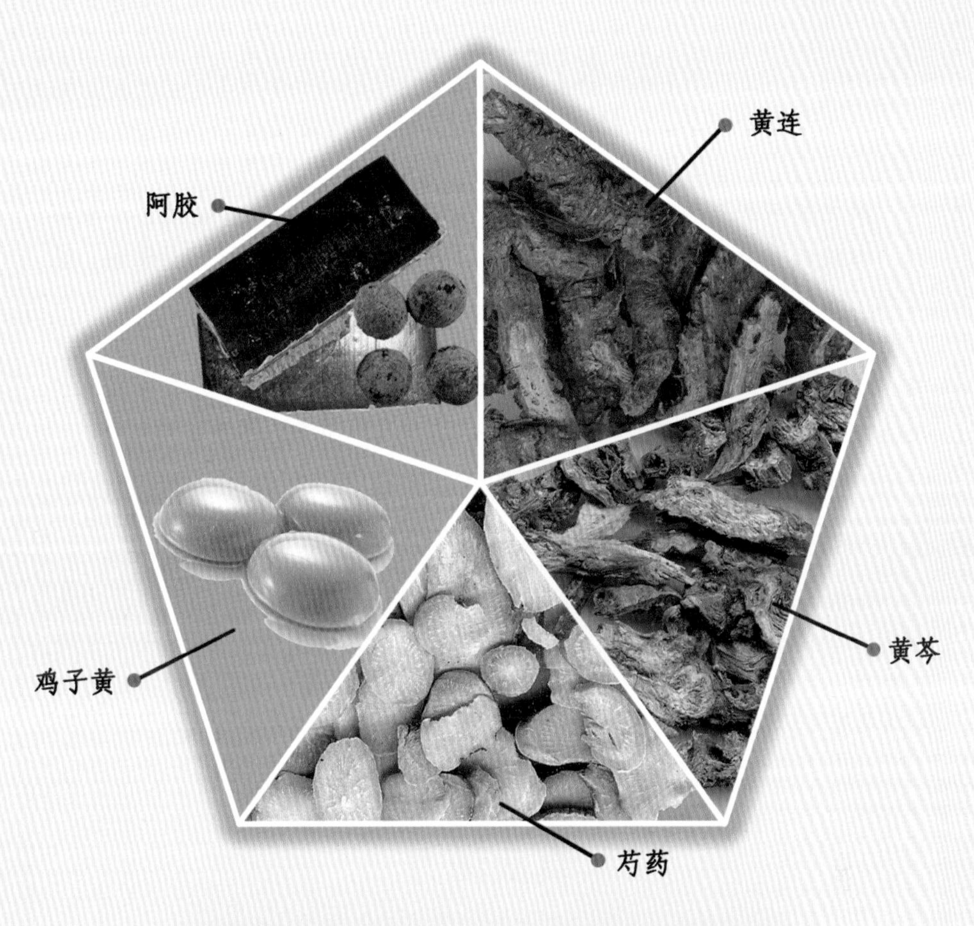
黄连
阿胶
鸡子黄
黄芩
芍药

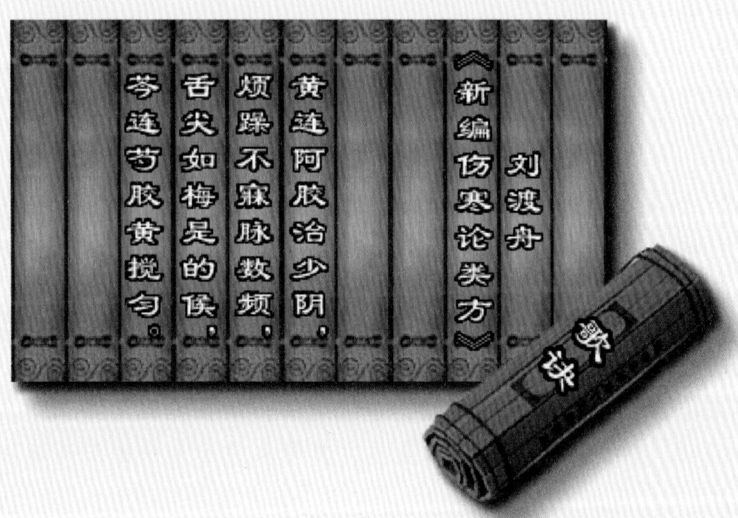
刘渡舟
《新编伤寒论类方》
黄连阿胶治少阴，
烦躁不寐脉数频，
舌尖如梅是的候，
芩连芍胶黄搅匀。
歌诀

“阳虚水泛”——真武汤

第三百一十六条：少阴病，二三日不已，至四五日，腹痛，小便不利，四肢沉重疼痛，自下利者，此为有水气。其人或咳，或小便利，或下利，或呕者，真武汤主之。

译文：少阴病两三天还没有好，到了第四、五天，肚子痛，小便不畅，四肢又重又痛，大便失禁，这是体内有水气造成的。患者可能还伴有咳嗽、小便清长、腹泻、作呕等症状，都可以用真武汤来治疗。

解惑

真武汤方名的来历?

真武汤又可称为玄武汤，因避讳先人名讳而改为真武。在古代是指龟蛇同体的神兽，潜藏在水底生活，位于北方，与青龙、白虎、朱雀并称四大神兽。以“真武”取名，说明本方是处理下方水液蓄积的方子，正好与水肿多发生在人体垂直低位相吻合。

真武汤方

茯苓三两　芍药三两　白术二两

生姜三两，切　附子一枚，炮，去皮，破八片

上五味，以水八升，煮取三升，去滓，温服七合，日三服。若咳者，加五味子半升，细辛一两，干姜一两；若小便利者，去茯苓；若下利者，去芍药，加干姜二两；若呕者，去附子加生姜，足前为半斤。

用法译文：以上五味药，加水八升，煮取三升，滤掉药渣，趁热喝七合，一天喝三次。如果咳嗽，加五味子半升，细辛一两，干姜一两；如果小便通利，则去掉茯苓；如果腹泻，则去掉白芍，加干姜二两；如果呕吐，则去掉附子，加入生姜，其量与前面方中的三两凑在一起合成半斤。

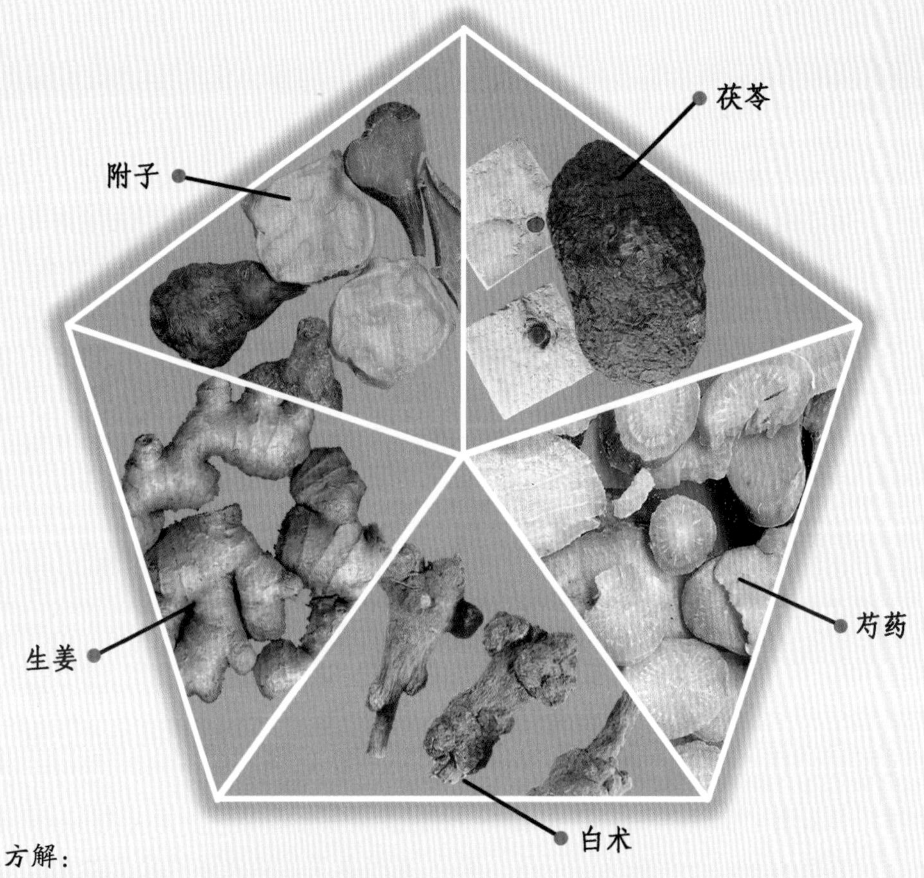

方解：

真武汤是治疗少阴阳虚水泛的代表方。

附子，温壮肾阳，使水有所生；白术，健脾燥湿，使水有所制；生姜，能温散水饮，与附子配伍宣散水气；茯苓，健脾利水，与白术配伍既制水又行水；芍药，养阴兼可制附子燥烈的毒性。

清·汪昂
《汤头歌诀》
真武汤壮肾中阳，
茯苓术芍附生姜。
少阴腹痛有水气，
悸眩瞤惕保安康。
歌诀

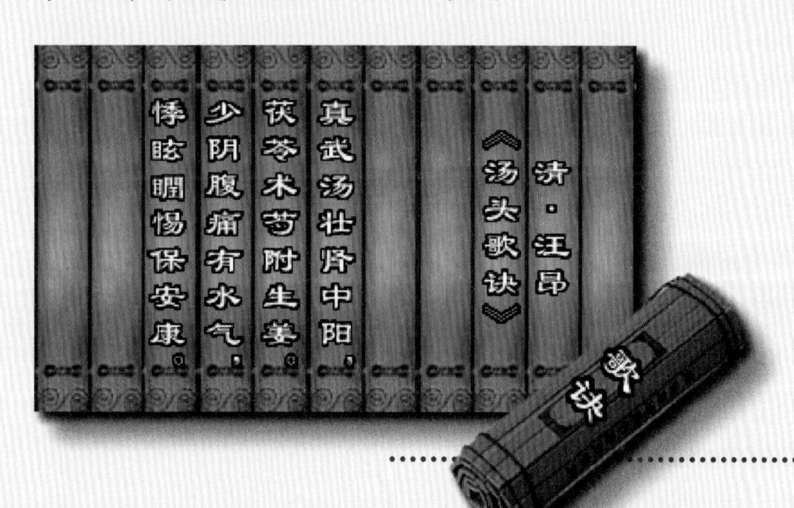

故事

许叔微治“怪病”

许叔微是北宋年间的名医，是一位真正读懂了《伤寒论》的经方大师，撰写了著名的《伤寒百证歌》。

有个姓京的老人，是卖草绳的，乡里都管他叫京绳子。有一天下着大雨，这位京绳子冒雨跑来找许叔微。许叔微忙问怎么了。京绳子告诉他，说自己的儿子今年30岁，突然生了怪病，已经请过大夫了，没治好，想请许叔微去给瞧瞧，不知先生肯否。

许叔微听了，二话不说，戴上草帽，披上蓑衣就随京绳子出发了。

到了患者家里，许叔微也大吃一惊。只见患者蜷缩在床头，浑身抖动，直冒虚汗，嘴里还说着胡话。

许叔微忙问京绳子：“怎么会病成这样呢？”

京绳子：“唉，一开始病没这么重，只是有点怕风，身上微微出汗。之后请来位大夫，给开了麻黄汤，服后就变成了这个样子。”

许叔微：“都有什么症状呢？”

京绳子：“他不停地出汗，还身上发烧，总是惊悸不安，说胡话不睡觉。更怪的是，身上的肉直跳，还总是浑身抖动，自己控制不住自己。您说这是怎么回事儿？许先生，我儿子的病是不是很重啊？”

许叔微：“不要担心，让我来诊一下脉。”

诊脉以后，许叔微叹了口气，说：“我明白了，这是误用麻黄汤发汗的缘故啊！”

京绳子：“许先生，为什么呢？”

许叔微：“您儿子的脉象很弱，像这种气血很弱的人是不应该骤然服用麻黄汤发汗的。因为患者自己的正气不足，服用这些药力强烈的药会导致身体紊乱的。

京绳子急了：“这个庸医。”

许叔微道：“不要这么说，他没有深入学习《伤寒论》，是很容易犯错误的。这种症状可以服用真武汤化解掉。《伤寒论》中说‘太阳病发汗，汗出不解，其人仍发热，心下悸，头眩，身瞤动，振振欲擗地者真武汤主之。’您看，跟您儿子这个症状不是正好相应嘛！”

于是，许叔微给患者开了真武汤。

患者只服用了三次，病就基本好了。

这让全家人喜出望外，他们没有想到这个方子的疗效如此迅速。

接着，许叔微又给患者开了清心丸、竹叶汤，用来清解余毒，没多久，患者迅速地康复了。

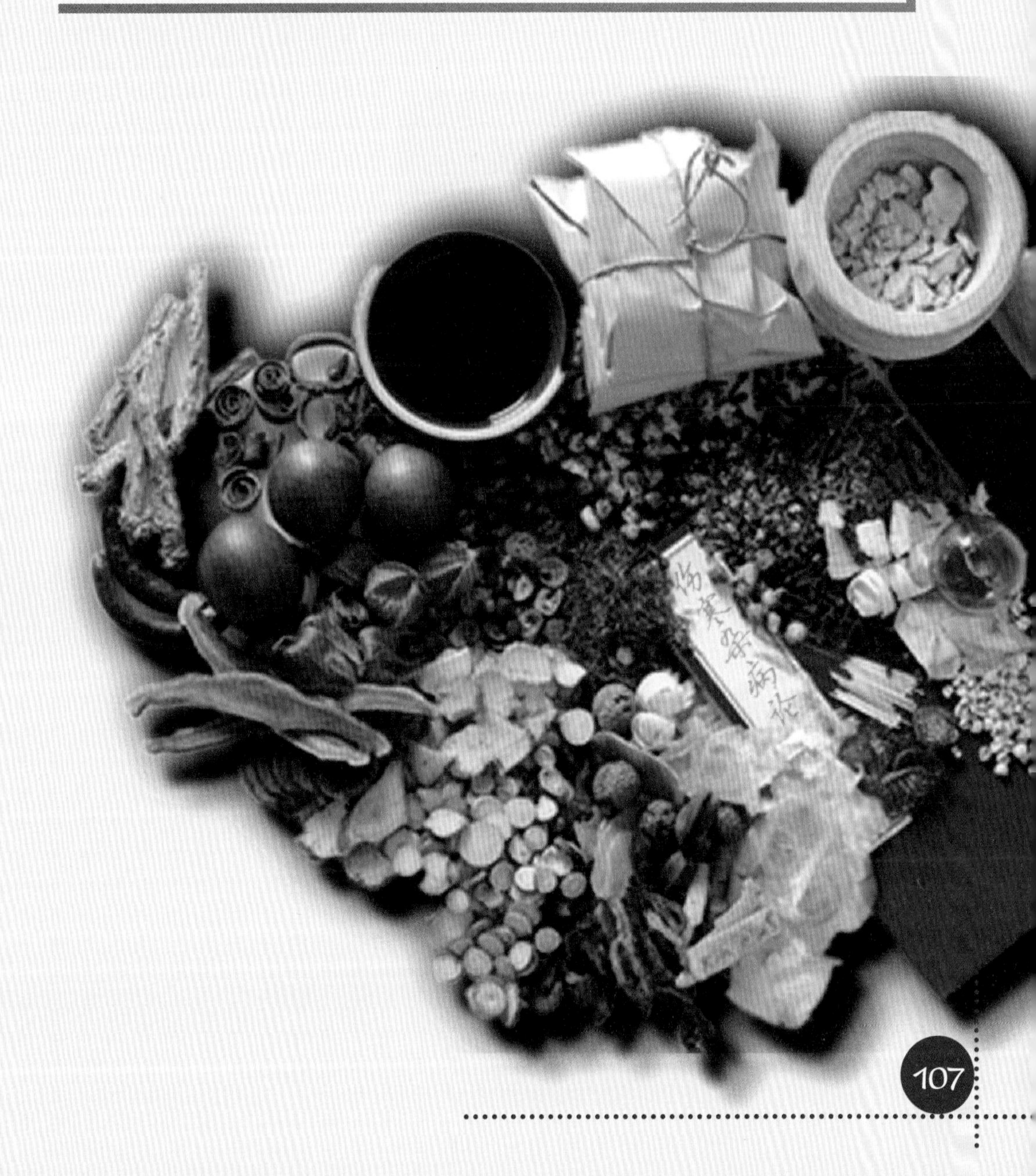

厥阴病篇

厥阴病为外感疾病发展到最后、病变涉及肝和心包的阶段，病性比较复杂而危重。病入厥阴，正气已经衰竭，但也有可能产生阴尽阳生、正气来复与邪气斗争的转变，是外感疾病生死存亡的转折关头，常见到寒热交错的证候，厥阴病的性质可概括为寒热错杂证。

厥阴病的常见症状

第三百二十六条：厥阴之为病，消渴，气上撞心，心中疼热，饥而不欲食，食则吐蛔，下之利不止。

译文：厥阴病的典型表现是频繁口渴，自己感觉有气从胃里向上冲击心胸部位，胃里面又热又痛，感觉很饿但又不想吃东西，吃了就会从嘴里吐出蛔虫，如果用攻下药通腑，就会腹泻不止。

解惑

“消渴”指的是什么？患者为什么会吐蛔？

“消渴”的意思是消化水液的能力很强，以至于很容易口渴。是由于胃腑的阳气过旺，水液在进入胃之后被阳气消耗掉了，患者不得不喝更多的水，但是水液消耗的速度太快，刚喝下去没有多久就又觉得口渴，如此反复，故名“消渴”。

因蛔虫寄生在胃肠道，患者自觉饥饿，但又不想吃东西，当患者试图吃点食物时，蛔虫闻到食物的味道，纷纷从胃的贲门直上进入食道，再由食道窜入咽喉，甚至进入口腔。每到此时，可见患者口吐蛔虫。

厥阴病的治疗和代表方

厥阴病为寒热错杂证候，故其治法当寒热并用，温清兼施。血虚寒凝出现手足寒厥，治宜温经散寒养血，使用当归四逆汤；脾胃虚寒、上热下寒、蛔虫扰动的蛔厥治宜清上温下，寒温并投，使用乌梅丸。

“血虚寒厥”——当归四逆汤

第三百五十一条：手足厥寒，脉细欲绝者，当归四逆汤主之。

译文：四肢冰冷，脉搏细得都快摸不到了，要用当归四逆汤来治疗。

当归四逆汤方

当归三两　桂枝三两，去皮

芍药三两　细辛三两　甘草二两，炙

通草二两　大枣二十五枚，擘

上七味，以水八升，煮取三升，去滓，温服一升，日三服。

用法译文：以上七味药，倒入八升水，煮好取三升，倒去药渣，趁热喝一升，一天喝三次。

方解：

当归四逆汤是由桂枝汤去生姜，倍用大枣加当归、细辛、通草而成，具有养血散寒，温通经脉的作用，为治血虚寒厥的常用方。

当归，补血和血，与芍药合用补血虚；桂枝、细辛，温经散寒；通草，通行血脉；炙甘草、大枣，益气健脾、补气生血。

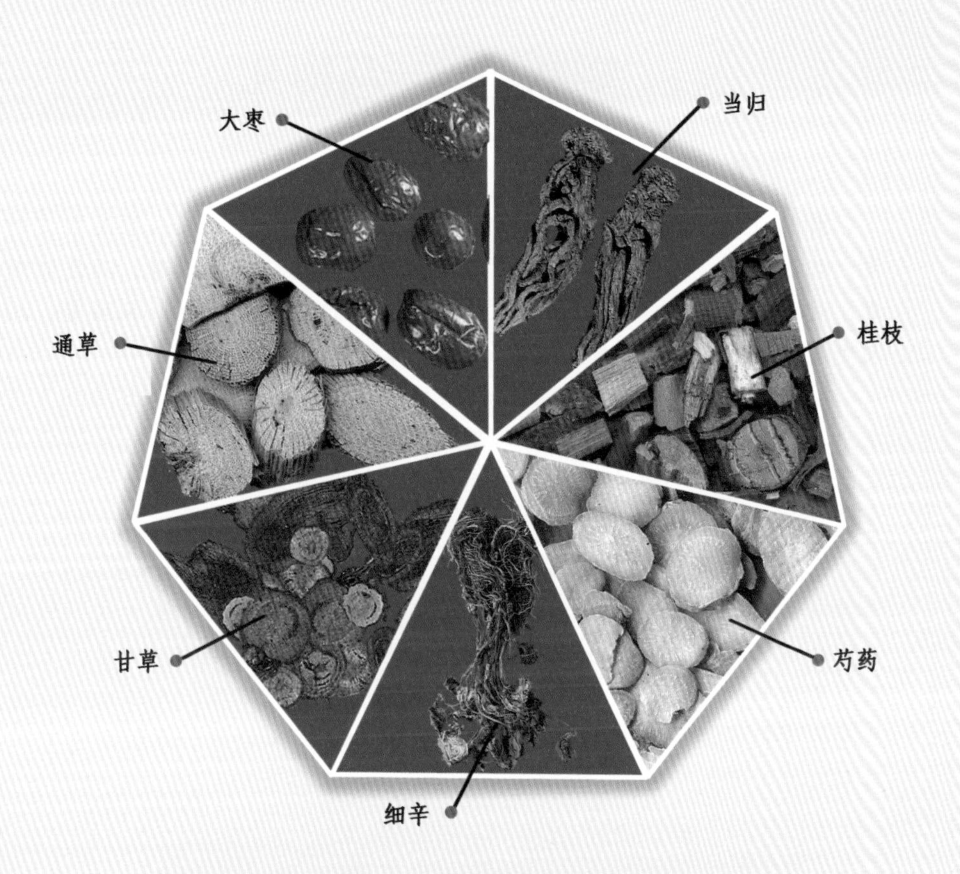
大枣
当归
通草
桂枝
甘草
芍药
细辛

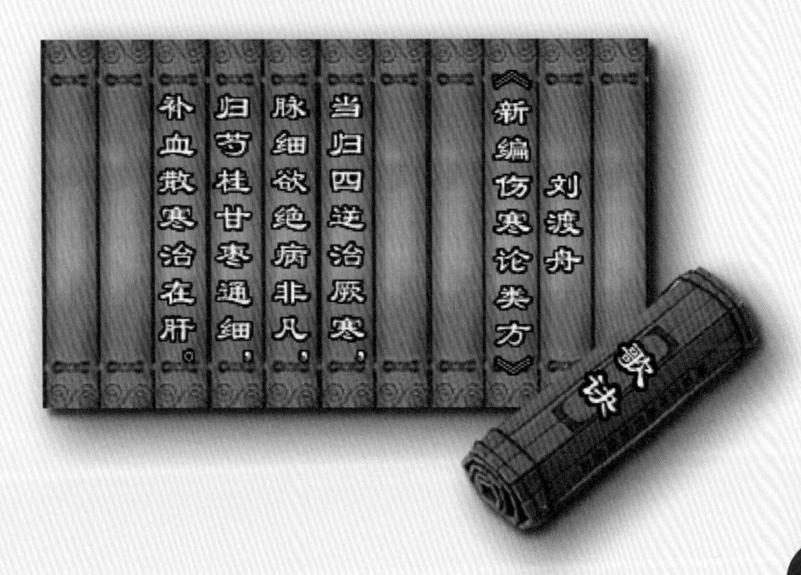
刘渡舟
《新编伤寒论类方》
当归四逆治厥寒，
脉细欲绝病非凡，
归芍桂甘枣通细，
补血散寒治在肝。
歌诀

“蛔厥”——乌梅丸

第三百三十八条：伤寒脉微而厥，至七八日肤冷，其人躁无暂安时者，此为脏厥，非蛔厥也。蛔厥者，其人当吐蛔，今病者静，而复时烦者，此为脏寒，蛔上入其膈，故烦，须臾复止，得食而呕，又烦者，蛔闻食臭出，其人常自吐蛔。蛔厥者，乌梅丸主之。又主久利。

译文：伤寒之后脉搏微弱，四肢厥冷，过了七八天之后出现全身肌肤冰凉，患者躁扰不安，没有一刻能安静下来，这是内脏阳气极虚所导致的脏厥，不是因蛔虫阻碍阳气运行引起的蛔厥。蛔虫引起的四肢厥冷会伴有呕吐蛔虫，现在这个患者很安静，只是间歇性出现烦躁不安，这是肝的阳气虚弱，内寒凝滞引起的。蛔虫会沿食管向上钻入横膈以上，患者就会表现出烦躁不安，片刻又会恢复平静，等到患者进食的时候则会发生呕吐，并且再次出现烦躁不安，这是因为蛔虫闻到了食物的气味而向上蠕动的结果，所以患者才会有呕吐出蛔虫的情况。凡是蛔虫阻碍阳气的运行而造成的四肢厥冷，都可以用乌梅丸来治疗。乌梅丸也可以用来治疗久泻久痢。

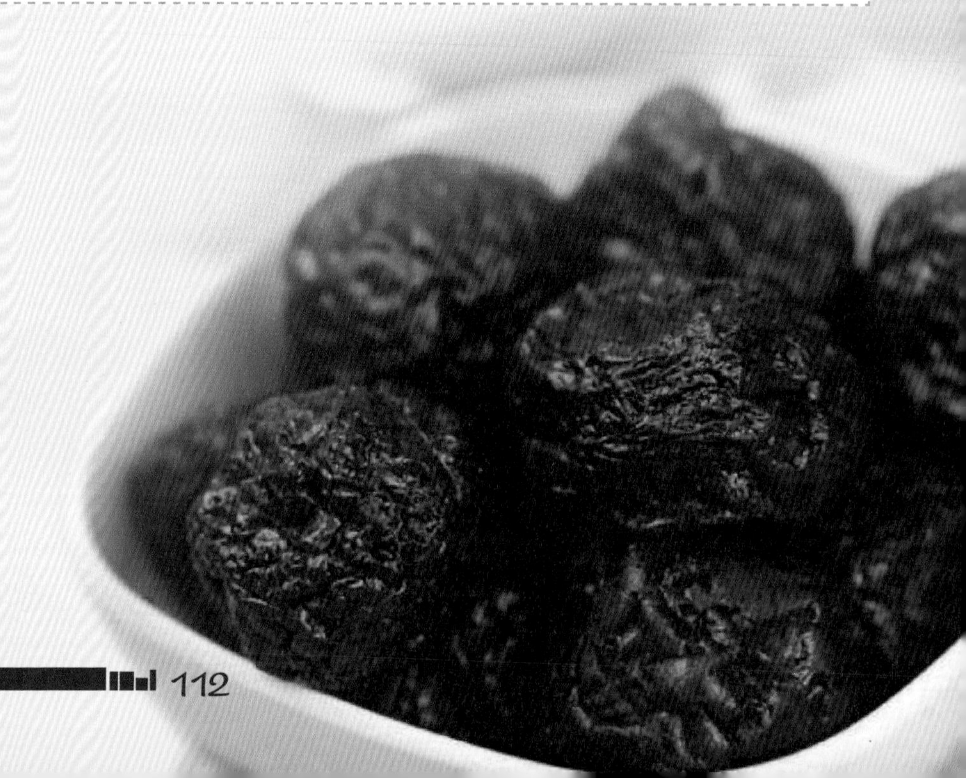

乌梅丸

乌梅三百枚	细辛六两	干姜十两
黄连十六两	当归四两	
附子六两，炮，去皮	蜀椒四两，出汗	
桂枝六两，去皮	人参六两	黄柏六两

上十味，异捣筛，合治之。以苦酒渍乌梅一宿，去核，蒸之五斗米下，饭熟捣成泥，和药令相得。内臼中，与蜜杵二千下，丸如梧桐子大。先食饮服十丸，日三服。稍加至二十丸。禁生冷、滑物、臭食等。

用法译文：以上十味药，分开捣碎并经过细筛，然后混合均匀。用苦酒把乌梅泡一晚上，去掉核，将梅肉放在五斗米的下面蒸煮，等到米饭煮熟后取出捣烂成泥，与其他药末一起混合均匀。将药放入药臼中，加入蜂蜜，杵锤二千下左右，做成如梧桐子大小的药丸。一开始空腹服用十丸，一天服三次，逐渐增加到一天服二十丸。服药期间禁止吃生冷、滑腻、臭秽的食物。

方解：

乌梅丸用治胃热肠寒的蛔厥证，蛔虫有“得酸则静，得苦则下，得辛则伏”的特性，乌梅丸酸、苦、辛味并投，寒温共用，为安蛔止痛、清上温下的要方。

乌梅，性酸能平抑蛔虫，酸又入肝，具有益阴柔肝、敛阴涩肠的功效，为安蛔止痛的主药；蜀椒、细辛，皆辛辣，既能杀虫伏蛔，又能散寒通阳；黄连、黄柏，苦寒下驱蛔虫，泄热止呕；附子、干姜、桂枝，辛热扶阳气以制寒；人参、当归，甘温补养气血；米饭、蜂蜜，和胃缓急。

乌梅丸还可以治疗寒热错杂、正气虚弱的久泻久痢，也就是病程长久，缠绵不愈的慢性腹泻。

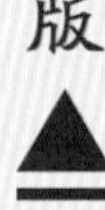

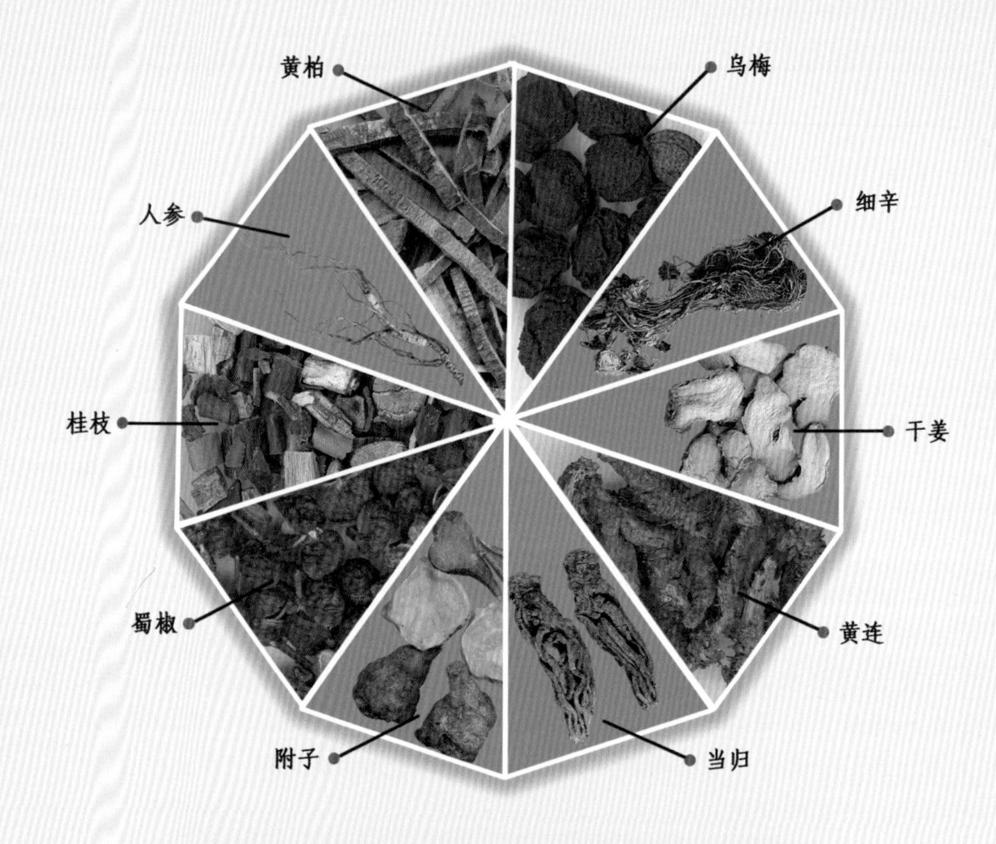
黄柏
乌梅
细辛
人参
桂枝
干姜
蜀椒
黄连
附子
当归

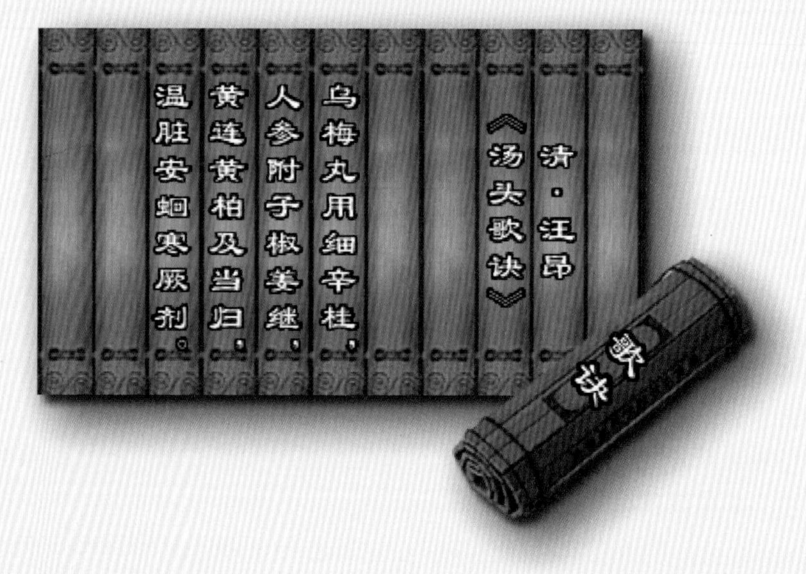
清·汪昂
《汤头歌诀》
乌梅丸用细辛桂，
人参附子椒姜继，
黄连黄柏及当归，
温脏安蛔寒厥剂。
歌诀

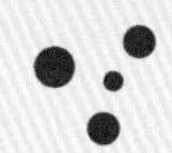

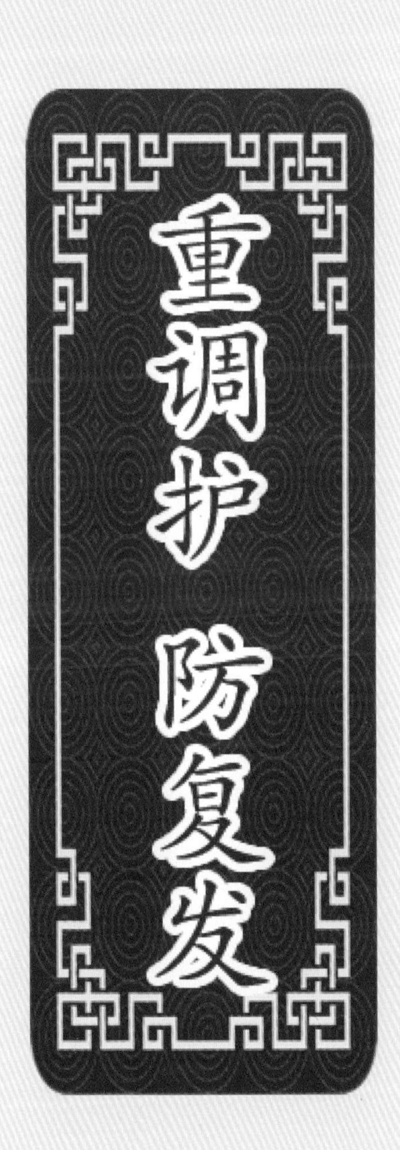
重调护 防复发

差后劳复证

伤寒病后，患者初愈，正气尚不足，气血尚未充，余邪未尽。此时，应当节制饮食，注意起居，静养调理，防止疾病的复发。如果由于饮食起居失常，过度劳累伤及正气，疾病复发者，在《伤寒论》中称为“差后劳复”。其中，因多言多动、多思多虑而复发，称为劳复；因为饮食调理不当而复发者，称为食复。

“差后劳复”一般发生在病邪已去，正气尚未恢复的阶段，是由于病后失于调理所致。张仲景重视病后调养护理，对巩固疗效，防止疾病复发有非常重要的意义，也是对医者重视病后恢复的提示。

第三百九十三条：大病差后，劳复者，枳实栀子豉汤主之。

译文：大病新愈，正气没有恢复，因劳作过早而使病证复发，可以用枳实栀子豉汤治疗。

解惑

“大病差后”的“差”是什么意思?

“差”是通假字，指疾病痊愈，通“瘥”，读音为chài。“大病差后”指大病新愈之后。

枳实栀子豉汤

枳实三枚，炙　　　　栀子十四个，擘

香豉一升，绵裹

以上三味，以清浆水七升，空煮取四升，内枳实、栀子，煮取二升；下豉，更煮五六沸，去滓，温分再服，覆令微似汗。若有宿食者，内大黄如博棋子五六枚，服之愈。

用法译文：以上三味药，用清浆水七升，不加药物煮至四升，放入枳实、栀子，继续煮至二升，放入豆豉，药液沸腾几次，去药渣，分次温服，服药后让患者盖衣被使机体微微有汗出。如果患者有宿食的积滞，可加入几片如围棋子大小的大黄，服后则能痊愈。

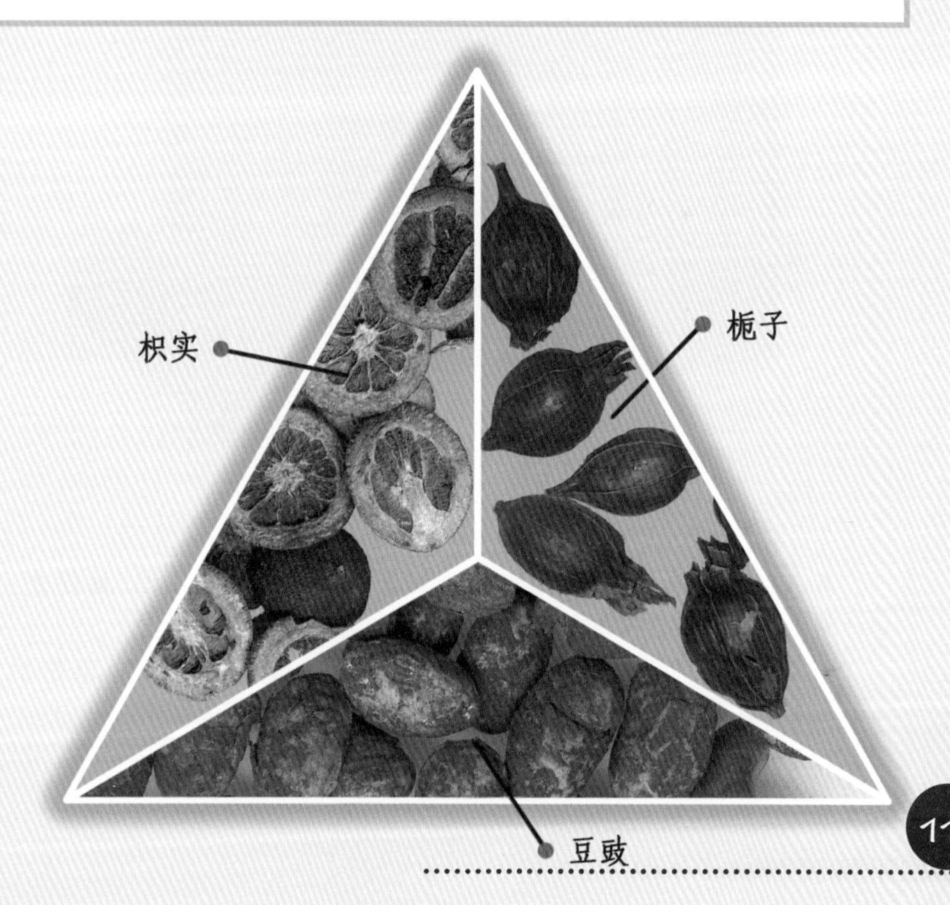

方解：

枳实栀子豉汤具有清热除烦，宽中行气的作用。

枳实，宽中行气；栀子，清热除烦；豆豉，能够宣散郁热。使用清浆水煮药，取其性凉，可生津止渴，解暑化滞。如果兼有宿食积滞，再加入大黄荡涤肠胃，通导积滞。

解惑

本方用法中的“清浆水”是什么?

“清浆水”又叫酸浆水、酸菜浆水。是中国北方常见的一种用乳酸菌发酵米面汤而成的酸浆，具有生津止渴，解暑化滞的作用。

清·陈修园
《长沙方歌括》
一升香豉枳三枚，
十四山栀复病该。
浆水法煎微取汗，
食停还藉大黄开。
歌诀

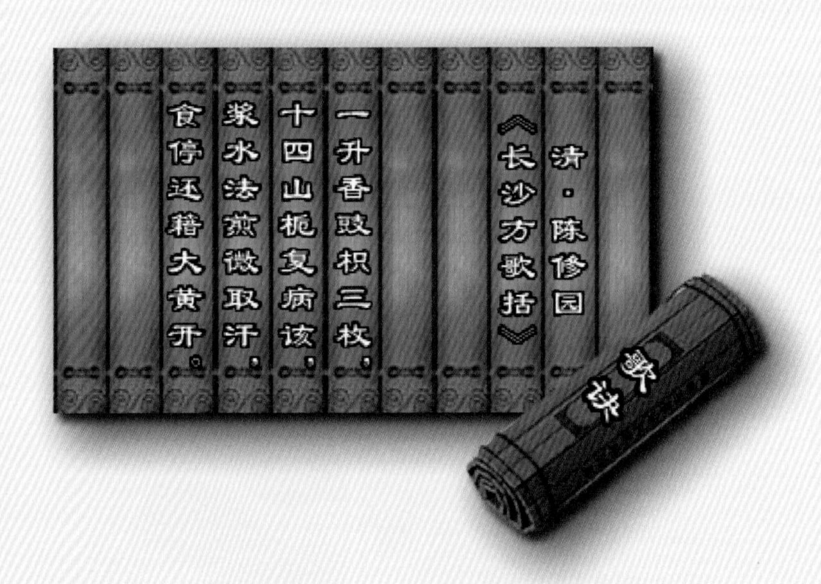

第三百九十四条：伤寒差以后，更发热，小柴胡汤主之。脉浮者，以汗解之，脉沉实者，以下解之。

译文：伤寒病痊愈后，又出现发热，应当用小柴胡汤治疗。脉象浮浅的患者，用发汗法治疗，脉象沉实有力的，可用攻下法治疗。

差后遗留病症的治疗

第三百九十五条：大病差后，从腰以下有水气者，牡蛎泽泻散主之。

译文：重病痊愈以后，患者又出现自腰以下水肿，症见膝、胫、足、跗皆肿，应当用牡蛎泽泻散治疗。

解惑

“水气”指的是？

“水气”是指机体水液代谢失常而聚积在体内的水饮邪气，其表现有小便不利，下肢浮肿，或伴有腹部肿满等，可采用逐水散结的方法治疗。

牡蛎泽泻散

牡蛎熬　泽泻蜀漆暖水洗，去腥
葶苈子熬　商陆根熬　海藻洗，去咸
栝楼根各等分

上七味，异捣，下筛为散，更于臼中治之，白饮和服方寸匕，日三服。小便利，止后服。

用法译文：以上七味药，捣碎，研成细粉，放到器具中，用白米汤服药寸匕，一日服药三次。患者小便通利了，就不再服用。

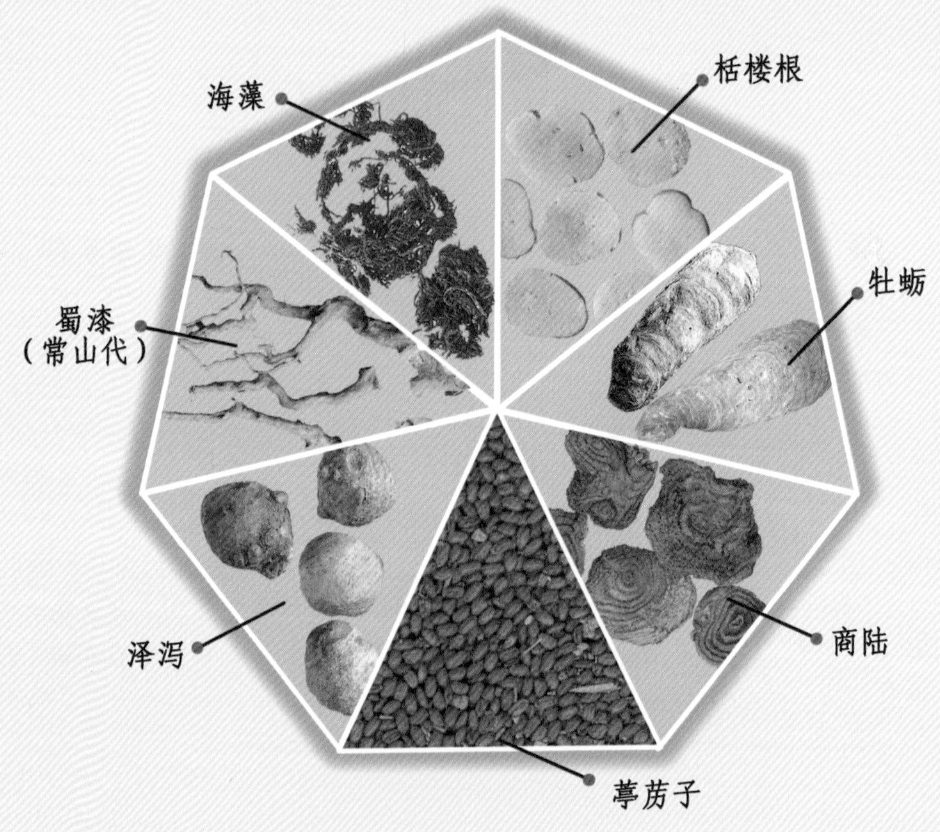

方解：

牡蛎泽泻散具有逐水清热，软坚散结的功效。

牡蛎、海藻，软坚散结，行水消痞；葶苈子、泽泻，宣通上下，通调水道，利小便除水饮；蜀漆、商陆，能开结、豁痰、逐饮，蜀漆为常山幼苗，今用常山代替；栝楼根，生津液利血脉。

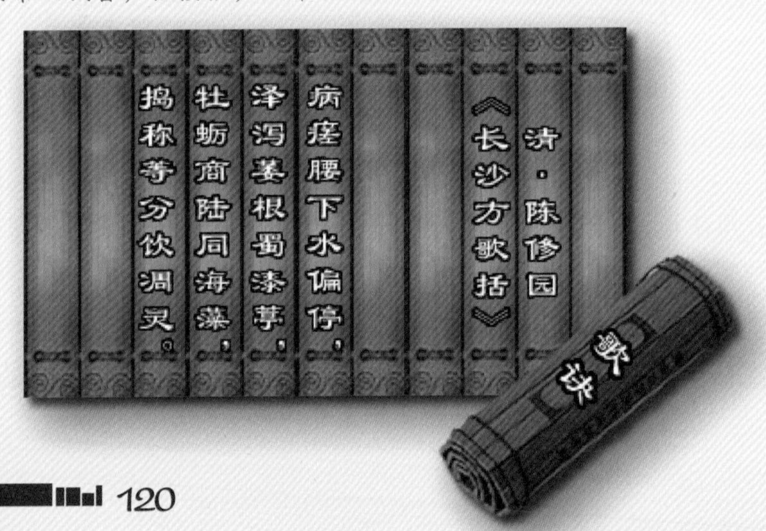

第三百九十七条：伤寒解后，虚羸少气，气逆欲吐，竹叶石膏汤主之。

译文：伤寒病痊愈后，患者身体虚弱消瘦而气短，感到气上逆想呕吐的，应当用竹叶石膏汤治疗。

竹叶石膏汤

竹叶二把　　石膏一斤

半夏半升，洗　　麦门冬一升，去心

人参二两　　甘草二两，炙

粳米半升

上七味，以水一斗，煮取六升，去滓，内粳米，煮米熟，汤成去米。温服一升，日三服。

用法译文：以上七味药，加水一斗，煮到六升，去药渣，加入粳米，煮到米熟形成米汤，将米去掉。等药放温服一升，一日三次。

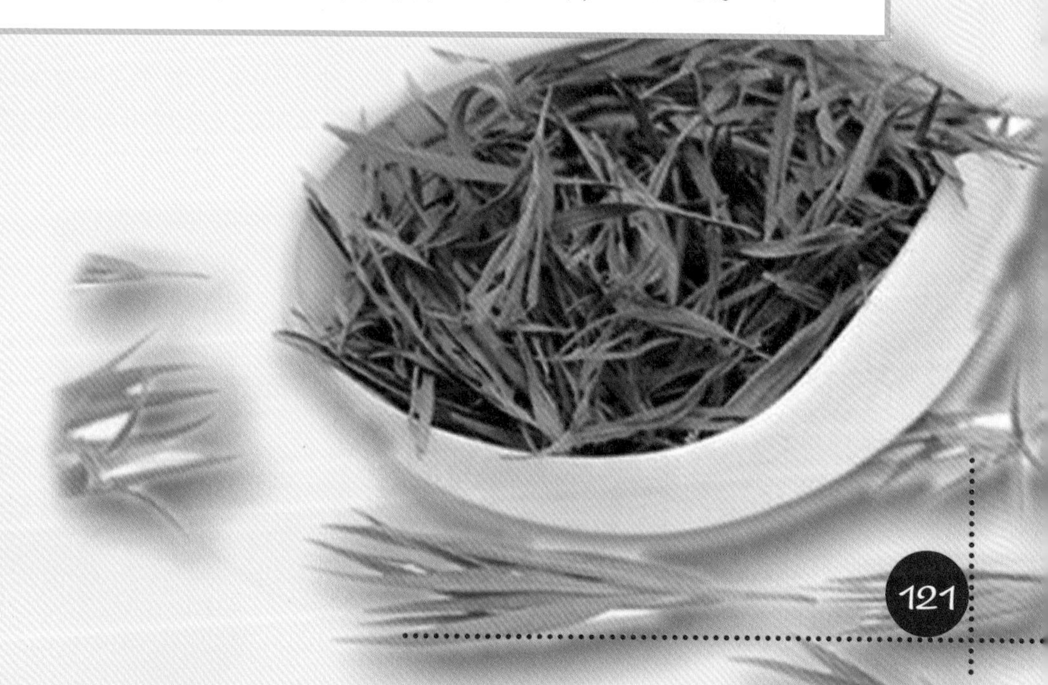

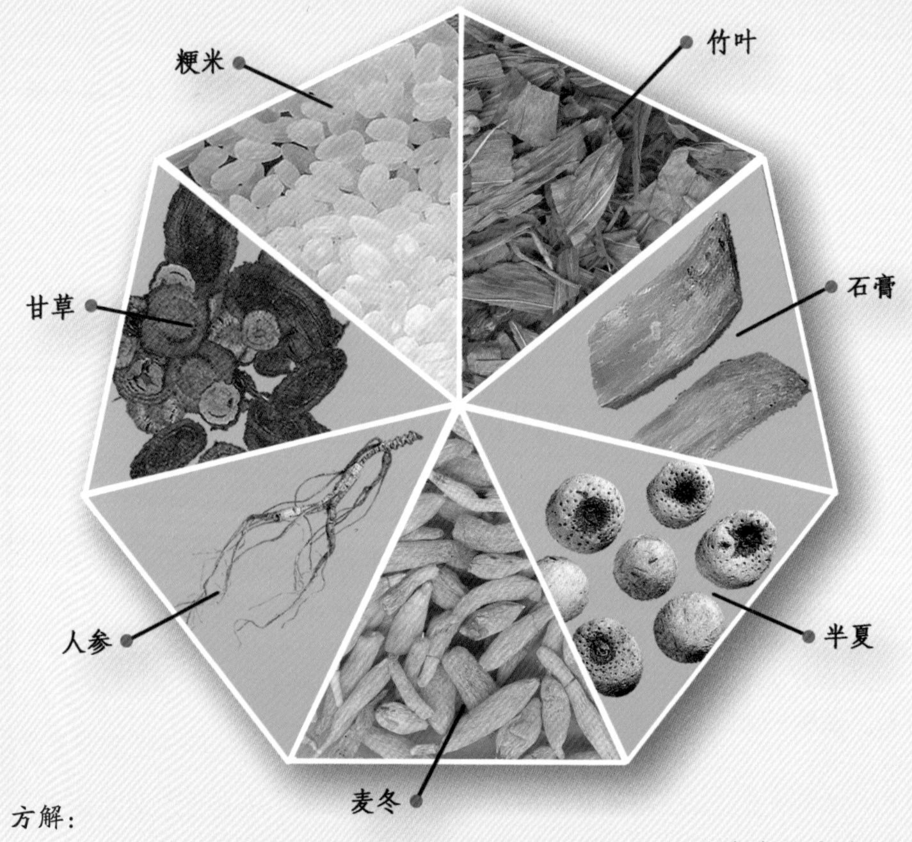

方解：

竹叶石膏汤用治伤寒热病后期，此时病邪虽去，但尚有余热未除，形成气阴两伤，余热内扰的证候。

竹叶、石膏，甘寒清热以除烦；人参、麦冬，益气生津，滋液润燥；甘草、粳米，补脾益气养胃；半夏，和胃降逆止呕，又能缓解补药对机体的气血形成壅滞的状态。

《新编伤寒论类方》
刘渡舟
竹叶石膏气阴伤，
病后虚羸呕逆方，
不欲饮食参草麦，
粳叶石膏半夏匡。
歌诀

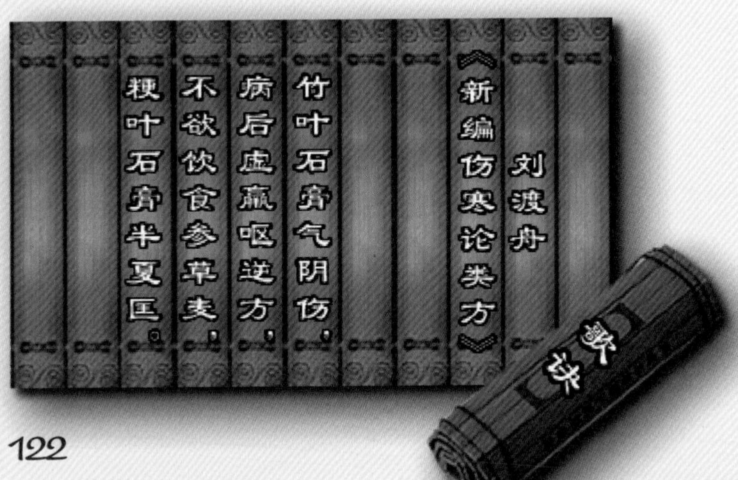

差后饮食调养

第三百九十八条：患者脉已解，日暮微烦，以病新差，人强与谷，脾胃气尚弱，不能消谷，故令微烦，损谷则愈。

译文：患者脉象已经平和，然而到傍晚时会出现轻微的心烦，这是因为疾病刚好，人们过多的让患者进食，脾胃功能还很虚弱，不能消化食物，所以引起轻微的心烦，减少饮食的量就会痊愈。

六经病调护

太阳病是外感疾病的早期，此时正气受损不严重，气血较充足，一般采用发汗的方法治疗，但是不可发汗太过使患者大汗淋漓。而且为了防止进一步变化为里证，需要注意避风保暖，及时添加衣物，让机体不受风寒邪气侵犯。饮食上注意清淡，不吃苦寒类或辛辣的食物。在太阳病初起，还可以配合使用葱姜茶、姜糖水等祛风寒。

阳明病的病机以里热燥实为主，治疗时一般采用清热、攻下等方法治疗。代表方中常配伍攻下药，恢复胃肠的通顺。但此类药物苦寒者多，应当中病即止，不可过量而伤及脾胃。在日常饮食上适当增加素菜，多喝水，以补充患病时损失的津液；保持心情舒畅，适当参加体育锻炼。

少阳病多与肝胆气机不畅相关，情绪变化不稳定必然导致气机逆乱，故少阳病病后要注意保持平和的心情，饮食上仍要清淡，不可过食肥甘厚味的食物。

太阴病多为中焦虚寒，寒湿偏盛，应当忌食冰凉的食物，以免损伤脾胃，还可服用理中丸等治疗中焦脾胃虚寒的方剂以助病后恢复。

少阴病为六经病的中后期，病情较重，涉及心、肾两脏，基本病机是心肾阳虚为主。可适当进食一些温补的食物，补益阳气，注意防寒保暖，忌食生冷油腻。

厥阴病为疾病的末期，病情较重，症状常见手足厥冷，病机也较为复杂，正气受损较重。日常调护仍要注意调理饮食，固护正气，切不可暴饮暴食，保持情绪稳定，不可过于劳心劳力，防寒保暖以避免外界邪气侵犯。

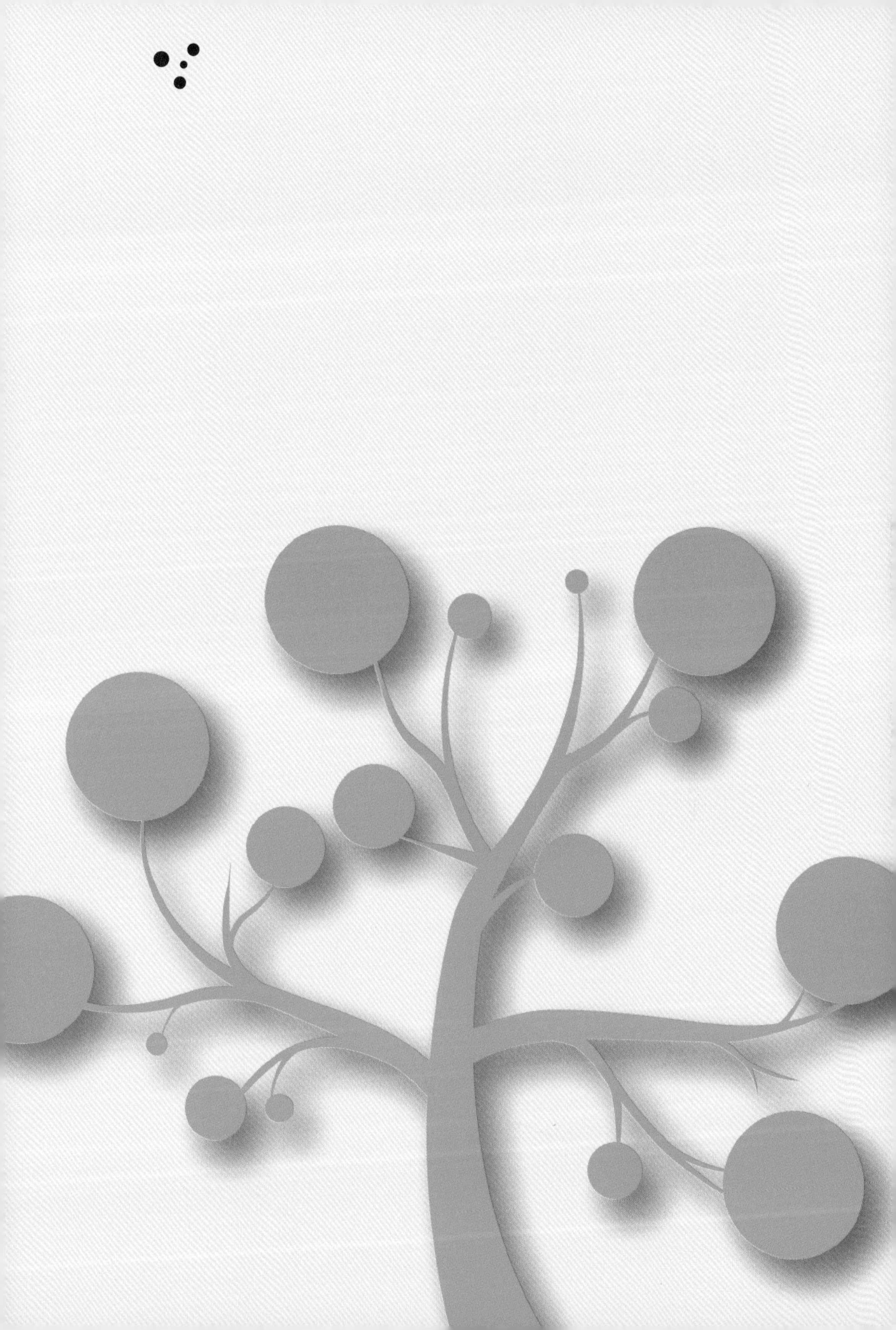